JN329238

もし大学病院の外科医が
ビジネス書を読んだら

―仕事や人生が楽しくなる"深いい話"―

海道利実
京都大学肝胆膵移植外科・臓器移植医療部准教授

中外医学社

はじめに

「医者である前に、一社会人であれ！」

これは、私がよく若い医師に言う言葉である。高校を卒業し、医学部に入学し、医師国家試験に合格すれば、医師免許を取得し、医師になれる。医師になると、患者さんからは「先生、先生！」と言われ、医薬情報担当者（MRさん）からは丁寧な挨拶を受け、あたかも自分は偉い！　と錯覚する医師がいる。

しかし、医師1年目は、社会人1年目である。これを理解していない新人医師が非常に多い。いや、新人医師に限ったことではないかもしれない。

患者さんやMRさんは、治療を受ける立場、薬等を使ってもらう立場にあるから、そのような言葉遣いや態度をとらざるを得ないのである。一歩、病院を離れ、社会の中で見れば、新人医師はペーペーの新参者である。

いつ頃からだろうか？　振り返ると、京都大学外科学教室の大学院に帰った頃から、ビジネス書に興味を持つようになったような気がする。医学系の大学院では、動物実験をしたり、研究室で細胞培養をしたり、遺伝子の解析をしたりと、研究生活に入る。今と異なり、インターネットの論文検索が普及していなかったので、皆、医学図書館で論文や参考書を検索して、勉強したものだ。

私も、図書館によく通った。ただ、京都大学医学部の医学図書館にではなく（もちろんよく文献検索もしたが）、当時住んでいた京都市左京区の左京図書館にである。ある時、ホンダの創業者である本田宗一郎さんの本『得手に帆上げて』（三笠書房）を手にした。吸い込まれるように読み進んだ。「人生は『得手に帆上げて』生きるのが

最上だと信じている」と書いてあった。

　そうだ、好きなこと、自分の得意なことを見極めてやっていこう！

　あまり出席しなかったが、大学や大学院の授業では、こんなことは教えてくれない。私にとっては、ビジネス書や人生における種々の経験が教科書だったのかも知れない。

　医者やコメディカルが参加する学会では、ランチョンセミナーという、お弁当を食べながら、講師の先生のお話を聞く時間がある。私も外科医になってから、学会に参加する度に数多くのランチョンセミナーを拝聴してきた。しかし、ランチョンセミナーの名のごとく、お昼ご飯を食べて講演を聴いていると、つい眠くなってしまうことが多かった。単調で難解な話をされるとなおさらである。そこで、もし将来、自分が演者になることがあったら、絶対に聴衆を寝かさない講演をしよう！　と心に秘めていた。

　もちろん、私のような一介の外科医にランチョンセミナーの機会があるはずもなかった。ところが、市中病院から2007年に京都大学肝胆膵移植外科教室に帰学し、肝移植に携わるようになって以降、時々ランチョンセミナーの機会をいただくようになった。これもひとえに、上本伸二教授ならびに教室員やコメディカルの皆さんのお陰と、深く感謝している。

　私の決心通り、ランチョンセミナー前には、周到に準備し、講演の随所に著名人の名言等を引用して、聴衆に飽きさせない、眠くならない、外科医らしくない話をしてきた。

　そんな中、岩崎夏海氏の「もし高校野球のマネージャーがドラッカーの『マネジメント』を読んだら」（ダイヤモンド社）が2010年のベストセラーになった。2011年夏にはAKB48に在籍していた前田敦子さんの主演で映画化もされた。私はその映画をJALの機内で見たが（最近は、映画は映画館ではなく、機内で見ることが多い）、感動して涙を流した。私は涙もろく、大抵の映画を見て涙を流す。先

日も、クリント・イーストウッド主演の『人生の特等席』という、大リーグの老スカウトと弁護士の娘の映画を見て、人目をはばからず涙を流した。この映画はお勧めである。

　さて、それはさておき、2011年11月の第73回日本臨床外科学会で、ランチョンセミナーの機会をいただいた。今度は、どんなタイトルで講演しようか？　と考えた。

　そうだ、今話題の「もしドラ」の"高校野球"を"大学病院"に、"マネージャー"を"外科医"に変えてみてはどうか？　そうして、外科医をはじめとする医師やコメディカルの皆さんに、私やドラッカー、著名人の、仕事や人生に対する考え方や取り組み方を面白楽しくお話しようと考えた。

　しかし、このタイトルではたしてランチョンセミナーの席が埋まるのだろうか？

　当初、不安はあった。通常は、「肝臓外科の最前線」とか「名人が見せる腹腔鏡手術のテクニック」など、見ただけで内容がわかるタイトルをつけるものである。それに対して、私のタイトルでは、何の話をするか全くわからない。会場ががらがらになるのではないか？　一種の賭けでもあった。

　しかし、私には自信があった。会費を何千円か払って聞く講演なら、そのようなタイトルではきっと躊躇するであろう。私も聞かない。

　でも、ランチョンセミナーである。お弁当を食べながら、"タダ"で聞く講演である。ミステリー列車という行き先がわからない列車が一時ブームになったように、何を話すかわからないことに興味を抱いてくれる人も少なくないであろう。ましてや「もしドラ」は、ベストセラーの影響で、ブームとなって人口に膾炙していたし、映画化もされ、市民権を得ていた。きっと、多くの方に来ていただけるとの確信があった。

さらに嬉しかったことに、ご依頼いただいた会社の担当の藤森孝幸さん（株式会社明治　栄養事業本部）は、快く私の申し出を了承していただいた。そればかりか、会社の会議で製品と関連づけた副題をつけてほしいとの要望があったが、藤森さんは私を信頼してくれ、副題なしでと主張していただいたそうである。

　そうして第73回日本臨床外科学会において、初めてこのタイトルで講演を行った。座長には、以前より親身にご指導いただいていた日本大学消化器外科の高山忠利教授にお願いした。

　最近、ランチョンセミナーは整理券方式になった。当日朝に整理券の配布を開始し、整理券を入手しなければ、弁当が食べられず、会場に入れない。ふたを開けてみれば、午前9時25分には、私のセミナーだけチケットがすべて売り切れた。大盛況だった。

　以前より友人から、講演の話を本にしたら、と言われたことはあった。しかし、「各界の著名人の言葉を多く引用している話なので、本にすることはできないよ！」と答えてきた。

　そんな中、2012年12月、中外医学社の五月女謙一氏から、私の講演での話を本にしてみては？　とのお手紙をいただいた。驚いた。五月女さんは、わざわざ京都まで足を運んで下さった。

　今年は50歳となる節目の年である。そろそろ私の人生や仕事に対する考えや姿勢などを、本にして残す良い機会ではないか。そう考え、ありがたくお受けした。その後も同様の話があったが、最初にお話をいただいた恩義から丁重にお断りした。

　タイトルは、ドラッカーをはじめ松下幸之助氏、稲盛和夫氏など多くのビジネス書を読んで書いたことから、「もし大学病院の外科医がビジネス書を読んだら」にした。サブタイトルとして、私の思いを込め、〜仕事や人生が楽しくなる"深いい話"〜を加えた。

　しかし、お受けしてはみたものの、我々外科医の業務は、手術や外来、病棟業務、検査などの日常臨床に加え、学会発表、抄録作成、

依頼原稿、英語論文作成など多岐にわたるため、なかなか原稿を書く時間を確保できない。そこで、本書は、主として国内出張の新幹線や国際学会に行く飛行機などの移動中の時間を利用して書いたものである。

　これまで、多くの方々に出会い、多くの方々にご指導いただき、多くの方々にお世話になってきた。本著の中では、私の人生において、特にお世話になった方々について、お礼をかねて、実名を出してご紹介したい。

　医師に限らず様々な職種の方に「もしビジ」を読んでいただき、少しでも皆様の人生や仕事において参考になることがあれば、望外の喜びである。

海　道　利　実

P. F. Drucker's management principle applying at medical scene

もし大学病院の外科医がビジネス書を読んだら

目 次

成功のカギは「変革と創造」

1 楽しく仕事しないと"人生の損"である ………… *1*
2 年収 2000 万の人が一番勉強したのはいつ？ ………… *4*
3 社会人の勉強は、仕事に直結し、役に立つ ………… *5*
4 一緒にドラッカーの勉強をしよう！ ………… *6*
5 マーケティングとイノベーション ………… *8*
6 自由な校風の京都大学 ………… *9*
7 「最も変化に対応できるものが生き残る」ダーウィン …… *11*
8 どうして富士フィルムが化粧品を？ ………… *12*
9 「会社の目的はファンを作ること、顧客を作ること」
　ファーストリテイリング社代表取締役会長兼社長 柳井　正氏 … *13*
10 「変化について行くのではなく、自ら変化を作り出せ！」
　日本マクドナルド HD 会長兼社長 原田泳幸氏 ………… *14*
11 「変わらなきゃ！」
　イチロー選手（マリナーズ→ヤンキース） ………… *15*
12 「昨日と同じことをやることは作業である」TOYOTA ‥ *18*
13 「成功する秘訣は、創意工夫を 365 日続けることである」
　京セラ創業者 稲盛和夫氏 ………… *19*
14 「差別化を図れ」海道 ………… *21*
15 「継続は悪、変化は善！」小林製薬 ………… *22*

	16	共通点は"変革と創造"である ……………………… *23*
	17	「与えられたポジションでベストを尽くす」海道 …… *24*
	18	「すべては患者さんのために！」海道 ………………… *25*

私の「変革と創造」

	19	大学卒業から肝移植と出会うまで …………………… *27*
	20	肝移植との出会い ………………………………………… *32*
	21	京都大学肝胆膵移植外科に帰学して肝に銘じた 3つのこと ………………………………………………… *35*
	22	仕事を頼まれたら、断らずにチャレンジしよう！…… *37*

マーケティングとイノベーション「患者編」

	23	患者さんのニーズは？ …………………………………… *39*
	24	移植後感染症の危険因子は？ …………………………… *41*
	25	最も栄養状態が不良な時期に大手術 …………………… *45*
	26	肝移植患者が感染症にかかりやすい理由 ……………… *46*
	27	オーダーメード型栄養療法を！ ………………………… *47*
	28	新たな栄養評価法を！ …………………………………… *48*
	29	1日3食ではなく、半日3食である …………………… *50*
	30	イノベーションしやすい環境 …………………………… *52*
	31	新たな栄養評価法の導入 ………………………………… *53*
	32	肝移植とサルコペニア …………………………………… *54*
	33	できない理由より、できる理由を探してやってみよう！ …………………………………………………………………… *57*
	34	手術前夜からの絶飲食は間違い！ ……………………… *60*
	35	たまたま出会った経口補水療法 ………………………… *60*
	36	やるなら speedy に！ …………………………………… *62*

37 良い連鎖は広がる！ Give & Give！ ………………… *62*
38 外科医にはない発想 ………………………………… *63*
39 外科医も術前・術中経口補水療法！ ………………… *65*
40 感染制御のためのイノベーション①
　　術後早期経腸栄養 ……………………………… *66*
41 感染制御のためのイノベーション②
　　プロカルシトニン測定の導入 ………………… *69*

マーケティングとイノベーション「外科医編」

42 部下のニーズを満たす最良の方法は、
　　上司のニーズに応えることである ……………… *72*
43 外科医のニーズとは？ …………………………… *73*

「手術したい」「手術が上手くなりたい」に対するイノベーション

44 生体肝移植ドナー手術 …………………………… *75*
45 生体肝移植レシピエント手術 …………………… *76*
46 外科医は皆、手術が好き！ 手術したい！ ……… *77*
47 Sustainable な肝移植医療を作るには？ ………… *78*
48 "誰でもできる肝移植"は可能か？ ……………… *79*
49 京大肝胆膵移植外科の新たな常識 ……………… *81*
50 手術の"るるぶ" ………………………………… *82*
51 最初の生体肝移植ドナー手術前の教授との会話 …… *85*
52 当科肝移植術者の2大原則 ……………………… *86*
53 上本教授と手術して驚いたこと ………………… *88*
54 認めて、任せて、ほめる、そして感謝する ……… *90*
55 人は宝 …………………………………………… *91*
56 医者である前に、一社会人であれ！ …………… *92*

57　医師にもダイバーシティを！ ………………………… *94*
58　上司は楽で、部下は楽しい ……………………………… *95*
59　伸びる組織の方程式は"JJK" ………………………… *96*
60　サプライズ人事は、所詮サプライズ ………………… *97*

「学会発表や論文作成したい」に対するイノベーション

61　学会発表のテーマの選び方
　　　〜その1「縦につながるテーマを持て！」………… *99*
62　学会発表のテーマの選び方
　　　〜その2「自分で汗をかいて徹底的にやれ！」…… *100*
63　学会発表のテーマの選び方
　　　〜その3「演題募集からテーマを選べ！」………… *101*
64　学会発表と論文作成は"1対1対応" ………………… *102*
65　抄録を書いたら、すぐに論文化 …………………… *103*
66　大学病院ではなく関連病院で頑張っている人をほめよう！
　　　……………………………………………………… *107*

「プライベートの時間もほしい」に対するイノベーション

67　外科医もワーク・ライフ・バランスを ……………… *110*
68　ワークとライフの望ましいバランスは？ …………… *112*

「給料を上げてほしい」に対するイノベーション

69　ハイリスク・ローリターンを解消しよう！ ………… *114*

「楽しく仕事したい」に対するイノベーション

70　仕事や人生が楽しくなる"深イイ話" ……………… *117*
71　①仕事の取り組み方に関する"深イイ話" ………… *118*

72	① 仕事の取り組み方に関する"深イイ話" 「アリ、トンボ、人間になれ」丹羽宇一郎氏 …………… *119*
73	① 仕事の取り組み方に関する"深イイ話" 「仕事に追われるのではなく、仕事を追っかけろ！」海道 … *119*
74	② 好きな仕事ができる"深イイ話" …………………… *122*
75	③ もっと仕事が好きになる"深イイ話" ……………… *123*
76	④ 成功するための"深イイ話" ………………………… *123*
77	⑤ リーダーに必要な"深イイ話" ……………………… *125*
78	⑥ 明るく楽しく生きるための"深イイ話" …………… *125*
79	⑦ 仕事で失敗した時の"深イイ話"仰木彬監督 ……… *127*
80	⑦ 仕事で失敗した時の"深イイ話"松下幸之助氏 …… *128*
81	⑦ 仕事で失敗した時の"深イイ話"海道 ……………… *129*
82	⑧ 清々しく生きるための"深イイ話" 3 No's 海道 … *130*
83	コストゼロで、即効性があり、明るくなる魔法 ……… *132*
84	川は低きに流れ、人は易きに流れる ………………… *133*
85	マネジメントの基本は真摯さである ………………… *134*
86	「Passionを持つ人のみが世界を変えられる」 スティーブ・ジョブズ ………………………………… *135*

あとがき ……………………………………………………………… *137*

P. F. Drucker's management principle applying at medical scene

もし大学病院の外科医がビジネス書を読んだら

成功のカギは「変革と創造」

1 楽しく仕事しないと"人生の損"である

皆さん、仕事が楽しいですか？

毎日、「つまらないなあ？」と思いながら仕事している人もいるであろうし、「仕事が楽しくて楽しくて仕方がない」と思いながら、生き生きと仕事している人もいるであろう。

図1に平均的な1日の時間割を書いてみた。

そうすると、仕事の時間は、お昼休憩を含めて9時間になる。

この9時間というのは、24時間から睡眠時間の6時間を引いたものを2で割った時間となる。

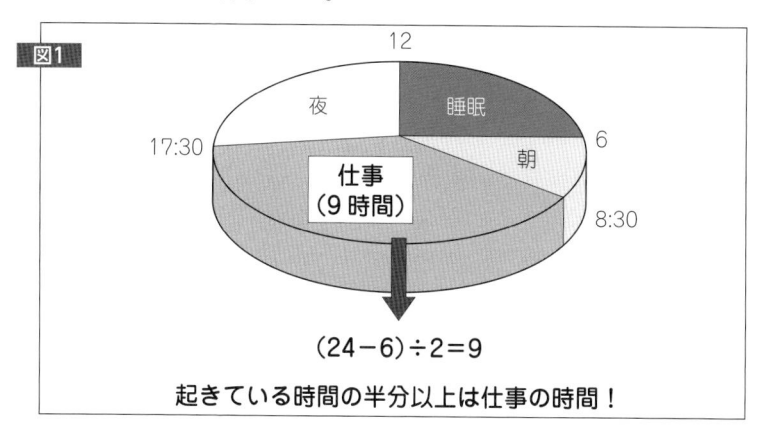

図1

夜 / 睡眠 / 朝 / 仕事（9時間）
12, 6, 8:30, 17:30

$(24 - 6) \div 2 = 9$

起きている時間の半分以上は仕事の時間！

しかし、実際は、8時半よりもっと早く出勤したり、17時半よりもっと遅くまで仕事したりしているので、起きている時間の半分以上は仕事の時間ということになる。

したがって、**楽しく仕事しないと、"人生の損"**である。

それでは、どうしたら楽しく仕事ができるであろうか？

2012年9月、田舎で一人暮らしをしている82歳の母とともに、家族で九州旅行に行った。伊丹空港から大分空港まで飛行機で行き、レンタカーを借り、一路やまなみハイウェイを走り、阿蘇に向かった。外輪山にある大観峰から、阿蘇五岳の姿を眺めた。子供の頃、教科書に載っていた景色であった（図2）。皆さん、阿蘇五岳の姿が何かに似ていないだろうか？　お釈迦様の寝姿に似ているところから、涅槃像とよばれている。写真の向かって左がお釈迦様の頭で、右が足である。

その後、米塚や草千里を見ながら中岳火口を見学した。阿蘇は何度も来ているが、いつ来ても雄大で感動する。私は学生時代、夏休み、秋休み、春休みには、バイト代を貯めて、沖縄を除く日本の都道府県を旅行した。いわゆる「鉄ちゃん」で、電車や列車に乗るのが大好きであった。

大きな時刻表をリュックに入れ、ワイド周遊券というその地区の鉄道に乗り放題の切符を買って旅行した。3日を1サイクルとして行き当たりばったりの一人旅であった。だいたいのプランを立て、あとは

図2 大観峰（外輪山）

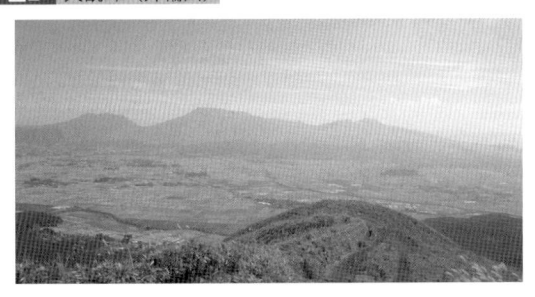

成功のカギは「変革と創造」

乗りたい電車、降りたい駅、泊まりたい都市や宿は、その都度、考えた。3日中2日は夜行列車内で寝た。そして3日目に旅館に泊まり、思い切り晩ご飯を食べ、お風呂に入り、ぐっすり寝た。

　沖縄に行かなかった理由は、鉄道がなかったからである。そうして全国を見てきた私のお気に入りは、北海道と九州の雄大な景色である。日本らしくない景色が好きである。

　さて、阿蘇を見学した後は、やまなみハイウェイを戻り、湯布院に泊まった。露天風呂に入ると、正面に由布岳が望めた。大分の山の幸、海の幸に舌鼓を打った。

　翌日、峠を越え別府に行き、地獄巡りをした。海地獄、血の池地獄、竜巻地獄など、別府を代表する名所を見学した。昼食に、大分名物の鶏の唐揚げを食べた後、さらに南下し、平安時代に建造されたという臼杵の石仏に向かった。最初に訪れたのが学生時代で、当時は石仏の頭部が地面に落ちていた。これを保存会の方が修復され、現在は写真（図3）のようにちゃんと元通りに復元されていた。

　その傍らに、ちょっと面白い看板があったので、思わずシャッターを切った。「ご参拝者の皆様へ」、という看板である。これ自体は、珍しくも何ともないが、縁結びの次にあった祈願に驚いた。さて、何除けであろうか？

図3　臼杵石仏

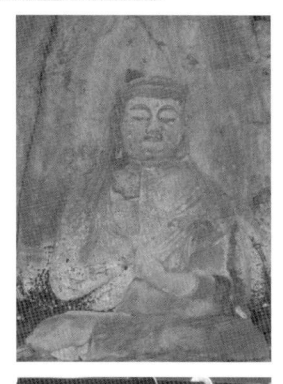

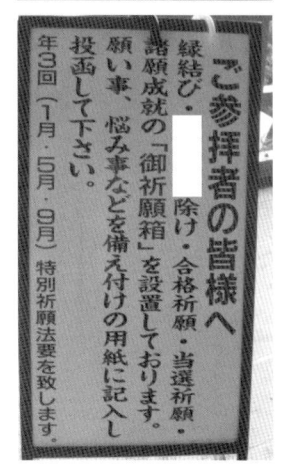

ご参拝者の皆様へ
縁結び・■除け・合格祈願・当選祈願・諸願成就の「御祈願箱」を設置しております。
願い事、悩み事などを備え付けの用紙に記入し投函して下さい。
年3回（1月・5月・9月）特別祈願法要を致します。

答えは、「リストラ除け」である（図4）。まさか平安時代にリストラという言葉があったとは思えないが、藤原貴族の時代と現代のミスマッチが微笑ましかったので、思わずシャッターを押した。

さて、この本の随所に、**仕事や人生が楽しくなる"深イイ話"**を挿入した。したがって、この本を読まれた方は、読み終わった後に、「よし、楽しく前向きに仕事をしよう！」と元気が漲っていることと思う。

図4

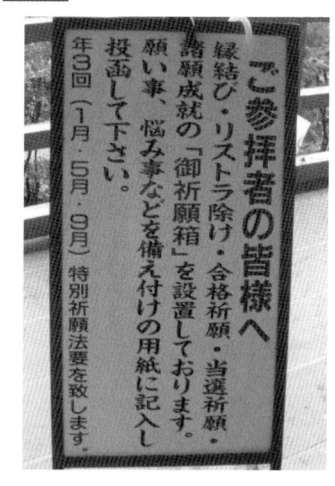

ご参拝者の皆様へ
縁結び・リストラ除け・合格祈願・当選祈願・諸願成就の「御祈願箱」を設置しております。
願い事、悩み事などを備え付けの用紙に記入し投函して下さい。
年3回（1月・5月・9月）特別祈願法要を致します。

そういう人材を会社は放っておかないのである。

臼杵の石仏に祈願しなくても、拙著を読まれた方は、きっとリストラには遭わないだろう。

2 年収2000万の人が一番勉強したのはいつ？

私は以前、「プレジデント」というビジネス雑誌を定期購読していた。毎回、いろんなテーマについて特集を組んでおり、楽しく読んでいた。2007年10月29日号の特集は、「年収2000万の勉強法」であった。年収2000万の人に、勉強法に関するいろんな質問をしていた。その中で、こういう質問があった。

Q「人生で一番勉強したのはいつですか？」

回答選択肢は、

・中学または高校受験のとき、

・大学受験のとき、
・大学在学中、
・大学院在学中、
・社会人1～5年目、
・社会人5～10年目、
・社会人10年目以降、
・いま現在、

であった。

はたして、どの回答が最も多かったであろうか？

最も多かった回答は、何と「いま現在」なのであった。いま現在、人生において一番勉強しているからこそ、結果的に年収2000万もらえる立場になったと解釈できよう。

さらに、「いま現在」というフレーズには、非常に重要な意味がある。「いま現在」とは、今だけではない。**今日も明日も明後日も、ずっと「いま現在」なのである。**すなわち、keep studying!　勉強し続けましょう！　ということなのである。社会人として成功しようと思えば、一生勉強し続けなければならないのである。

学生時代の勉強は、受験勉強であり、勉強のための勉強なのである。したがって、一般教養として今でも役に立つことがあるが、主として目の前の試験や大学受験に対しての勉強であったと思う。

一方、社会人の勉強は、今のため、未来のための勉強である。

「いつ勉強するか？　今でしょ！」である。

3　社会人の勉強は、仕事に直結し、役に立つ

社会人になっても勉強は必要である。これは職種を問わない。会社の新入社員の人なら、新人研修があり、各部門の仕事をいち早く

覚える必要がある。

　我々外科医であれば、基本的な診察、人体解剖、病態生理、手術手技、周術期管理等々、一人前の外科医となるために勉強することは山ほどある。それでも、この勉強は楽しかった。なぜなら、すべて自分のためになっていることが実感できたからである。さらに、当時の研修医の給料は日給制で、1日当たり5000円強であった。したがって、月給は10万強であり、今の研修医からすれば考えられないくらい安かった。

　しかし私は、ちっとも安いとは思わなかった。日々、先輩方からいろんなことを教えて頂き、大学の手術を間近で見て勉強できるのである。たとえ、カルテ書きや点滴作り、手術介助、標本整理などの"労働"をしていたとしても、本来なら、授業料を払ってでも教えていただきたいことなのである。外科医としての基本を教えていただいた上に、お金までもらえるのである。私は、ひたすら感謝して勉強した。

　また、医学は日進月歩である。日々、新たな文献を読んだり、学会や研究会に参加したりして、何か自分のフィールドに使えそうな知見や情報を得ようとしていかないと、時流に遅れてしまう。できれば時流に乗るのではなく、自ら時流を作り出した方が楽しい。そのようにして得た知識や手技は、「仕事に直結し役に立つし、明日からの仕事に活かせる」のである（図5）。こういう勉強は楽しい。

　したがって、**社会人は、「勉強しないと損！」**なのである。

4　一緒にドラッカーの勉強をしよう！

　まずは、一緒にドラッカーの勉強をしましょう！
　と言っても、私はこの本の中で、ドラッカーの人となりを紹介す

図5

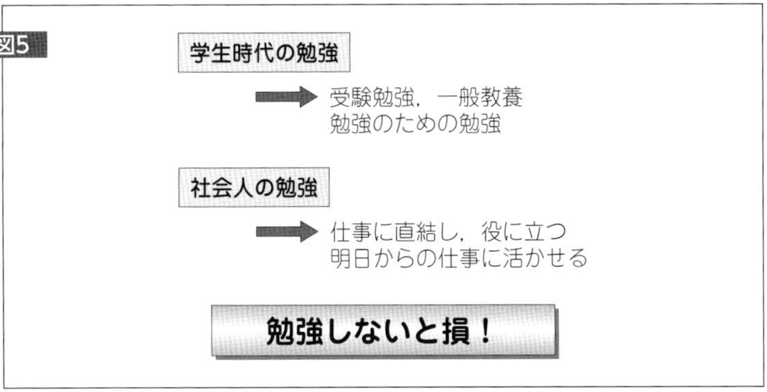

学生時代の勉強
→ 受験勉強，一般教養
　勉強のための勉強

社会人の勉強
→ 仕事に直結し，役に立つ
　明日からの仕事に活かせる

勉強しないと損！

るつもりはない。それらはドラッカーに関して多数出版されている書物を読んでいただきたい。

　私が紹介したいのは、仕事におけるドラッカーの考えであり、理念であり、それをいかに自分のフィールドに応用するかである。

　ピーター・ドラッカー（Peter Drucker）(1909-2005) は、代表的な著書「マネジメント」で知られるように、"マネジメントの父"といわれている。

　ドラッカーは、こう言っている。

「企業の目的の定義は一つしかない。それは顧客を創造することである。」

　それでは、外科医である私（または我々）にとって、顧客とは誰であろうか？

　1）患者さん
　2）上司
　3）同僚、部下
　4）コメディカルの皆さん
　5）医薬品業界の方々

となろうか？

しかし、今は、この本を読んでいただいている読者の方々が、私にとっての顧客である。

さらにドラッカーは、こう言っている。

「顧客を満足させることこそ、企業の使命であり目的である」

したがって、貴重な時間を割いて拙著をお読み頂いている読者の皆様に満足していただけることを目的に、この本を書いた。何度も推敲を重ねた。

本だけではない。私は、講演でお話する場合も、常に聴衆の方の満足を念頭にスライドを準備し、直前まで推敲を重ね、気持ちを込めてお話ししている。これが、聴衆の方のみならず、私を呼んで下さった主催者や企業の方への、せめてもの御礼であるからである。

5 マーケティングとイノベーション

ドラッカーは、前述の名言**「企業の目的は顧客の創造である」**に引き続いてこう言っている。

「したがって、企業は2つの、そして2つだけの基本的な機能を持つ。それが、マーケティングとイノベーションである。」

マーケティングとは、顧客のニーズを知り、市場を創り、広げることである。

例えば、顧客が患者さんとすると、ニーズは、手術や治療の成功や早期回復などであろうか？

顧客が、読者や講演会の参加者とすると、有益な内容（話）や眠くならない内容（話）となろうか？　講演で眠くなるのは聴衆が悪いのではない、眠くなるような話をする演者が悪いのである。

一方、イノベーションとは、新しい見方や考え方で、事業に良い変化を起こすことである。

成功のカギは「変革と創造」

2012年10月、京都大学に嬉しいニュースが飛び込んできた。京都大学iPS細胞研究所長の山中伸弥教授がノーベル医学賞を受賞された。iPS細胞の樹立は、まさにイノベーションであろう！　このような生命工学や科学技術の分野こそ、日本が世界をリードできる分野である。日本の成長戦略として、是非、政府の強力なバックアップを望みたい。
　さて、その山中教授が留学中、ボスと交わした会話を紹介する。
　ボス「研究に大切なのは、VWだ！　Dr. ヤマナカ、何のことかわかるか？」
　Dr. ヤマナカ「車（フォルクスワーゲン）ですか？」
　ボス「違う。VisionとWork hardだ！」
　VisionがあってもWork hardしなければ、結果は出ないし、Visionがなければ、いくらWork hardしても、良い結果は出ない。まさに、"VisionとWork hardは車の両輪"というわけである。
　ちなみに、ボスの車は、フォルクスワーゲンだったらしい。

6　自由な校風の京都大学

　日本におけるノーベル賞受賞者は京都大学に多い、と言われて久しいが、今回も京都大学関連の学者が選ばれた。その理由はいろいろ言われているが、やはり京都大学における自由な校風・学風とは無縁ではないであろう。最近はそうでもないと聞くが、我々の学生時代は、勉強が好きな人は熱心に授業に出席し、研究をしたい人は基礎系の研究室に出入りし、部活動をきわめたい人は授業そっちのけで部活動に打ち込んだ。京大には自分の好きなことをすることを許してくれる風潮があった。当然、大学側で医師国家試験対策をしてくれるはずもなく（我々も大学がしてくれるものとは思っていな

かったが)、友人と勉強会をして国家試験の勉強をしたものだ。

　大学入学後、部活動の勧誘があった。高校時代水泳部に入っていたことや、何と言っても体が資本であることより、体を鍛えようと思い医学部ボート部に入部した。4回生の夏まで打ち込んだ。毎年3月下旬から8月上旬までは、琵琶湖畔で合宿生活を送った。夕方16時頃京都を出発し、各自、琵琶湖畔の合宿所まで電車やバイク、車で向かい、17時から練習をした。翌朝は5時に起床し、ボートを漕いでから、京都に戻った（と言っても、授業に出ていたとは限らない）。その甲斐あってか、2回生と3回生の時に、それぞれナックル部門、シェル部門において、西日本医学生体育大会で優勝することができた。

　また4回生の時は、キャプテンを務めた。5月初めの3連休に開催された朝日レガッタという全国規模の大会では、社会人に混じって漕ぎ、惜しくも鼻の差で3位を逃したが、4位に入賞した。

　ボート部からは、優勝した喜びはもちろんだが、チームワークや、辛抱、忍耐、チームをまとめる苦労など、多くのことを学んだ。4回生夏にボート部を引退してからは、授業もできるだけ出るようにした。試験は追試を受けることなく、すべて一回でパスした。

　京都大学では、学生生活の6年間をどう過ごすかは、全て学生の自主性に任された。自分で考え、自分で時間の管理をして、自分の好きなことをしたい私にはぴったりの校風であった。

　私は3人兄妹の真ん中で、兄も妹も下宿して県外の大学に通っていた。両親の負担を少しでも軽くしようと、アルバイトで学費や家賃、生活費、旅行代などをまかなった。旅館の皿洗いや修学旅行生の朝食作り、引っ越しの手伝い、パン作りなど、医者になってからではできない仕事を多く経験した。自分でいろいろやりくりするのが好きだった。

　さて山中先生は、研究者として京都大学再生医学研究所に来られ

た訳だが、おそらく研究のテーマや運営等は、自由に任されてきたことと思う。山中先生はもちろん偉いが、山中先生を招いた京大の教授陣の眼力も素晴らしいと思う。

7 「最も変化に対応できるものが生き残る」ダーウィン

さて、伝統とはどういうものであろうか？

私は、「従来のシステムややり方を踏襲し、守ること」ではなく、「良いところを残しつつ、改善できるところは改善し、より優れたものにすること」と思っている。つまり、先人のやり方を単に踏襲し守ることが伝統ではない。良いところは守りつつも、改善するところは改善、すなわち改良していくべきであると思う。

進化論で有名なダーウィンはこう述べたという。

生き残る種というのは、

最も強いものではなく、最も賢いものでもなく、最も変化に対応できるものである」

隆盛を誇った恐竜も、氷河期という変化に対応できず、滅びてしまったわけである。

現代では、もっと顕著である。消費者のニーズや時代の変化、世界の情勢の変化に対応できないと、たとえ一世を風靡した大企業といえども、業績は一気に低迷する。

むしろ、成功しているときにこそ、変化を先読みし、次の戦略を考えておかなければならないのである。

8 どうして富士フイルムが化粧品を？

　2年ぐらい前であろうか？　TVで、松田聖子さんと中島みゆきさんが出演しているアスタリフトという化粧品のCMを見た。

　化粧品のCM自体は珍しいものではない。

　私が驚いたのは、その化粧品を発売した会社である。言わずと知れたフィルムメーカーである富士フイルムである。

　「どうして富士フイルムが化粧品を？」との疑問が沸いた。

　私は、疑問に思ったら、すぐに調べたい性格である。早速、富士フイルムのホームページを見た。

　すると、化粧品部門のサイトにこう書いてあった。

　「写真フィルムの主原料は、コラーゲンである」

　「写真の色あせを防ぐ抗酸化技術がある」

　「写真用粒子の細かな機能や安定性を高めるナノテクノロジーがある」

　もう、おわかりであろう。これらの事実や技術が、シミ、しわ予防に有効で、肌の奥まで浸透する化粧品作りにピッタリなのであった。

　したがって、一見、異業種とも思われる化粧品の開発を行い、ヒット商品となったのである。

　先日、出張した際に読んだ日本経済新聞に富士フイルムの記事が書いてあった。富士フイルムは、最近医療界にも進出しているそうで、2008年、抗生物質の「ペントシリン」で有名な富山化学工業株式会社を1300億円で買収した。当初は赤字だったが、富士フイルムの経営システムを導入し、現在は100億円以上の利益を出すようになったそうである。変革したのである。

　また、記事によると、2001年、富士フイルムにおいて写真フィル

ムの売上げは、会社全体の2割を占めていた。しかし今は、たった1％に過ぎず、医療部門が13％に増え、今後は会社の収益の一つの柱にしたいそうである。

一方、長年ライバル企業であった米国イーストマンコダック社は、多角化ができず昨年経営破綻した。あまりにも対照的である。

9 「会社の目的はファンを作ること、顧客を作ること」ファーストリテイリング社代表取締役会長兼社長　柳井　正氏

日本人でユニクロを知らない人はいない、というくらい、ユニクロは有名なブランドとなった。私もユニクロの大ファンで、1カ月に1回ぐらいは下着やシャツを買う。

「こんなに買ったのに、こんなに安い！」レジでお金を払ったときにいつも思う。今や、下着や病院に着ていくシャツのほとんどはユニクロであり、土日は、全身ユニクロの時もある。

さて、そのユニクロを傘下に持つファーストリテイリング社の柳井正代表取締役会長兼社長はこう言っている。

「会社の目的はファンを作ること、顧客を作ること。そのためには、常識を変えたり、服（商品）を変えたり、世界を変えていかないと、ファンはできない。」

「安かろう、悪かろう」という常識を、「安いのに、品質が良い」に変えた。

そして、ヒートテックやフリースのようなヒット商品を発売し、毎年のように品質改良している。その結果、日本はもとより世界の服飾地図を変えつつある。今後も、積極的に海外出店を進めるそうである。

近年、日本の小売業や製造業の停滞がいわれて久しいが、その中

でグローバルな成功を収めた数少ない企業の一つではないだろうか？　グーグル社やアップル社の成功と同様の勢いを感じる。まさに"衣料界のIT産業"といえよう。

10 「変化について行くのではなく、自ら変化を作り出せ！」日本マクドナルドHD会長兼社長　原田泳幸氏

ユニクロ同様、マクドナルドを知らない人はいないだろう。その会長兼社長である原田氏は、人の変化にならうのではなく、自ら変化を作り出すことの重要性を説いている。人の変化について行く方が楽かも知れないが、はたして楽しいだろうか？

やはり、自分で現状を見て、分析して、勉強して、そして新しいこと、より良いことを考え出した方が、ずっと楽しい。

ちなみに、原田氏の前職をご存じであろうか？　iMacやMacBookシリーズで業績が回復したアップル社日本法人の元社長である。マクドナルドは、関東では「マック」、関西では「マクド」と略される。まさか、しゃれで日本マクドナルドの社長を引き受けられた訳ではないだろうが、「Mac」から「マック」への華麗な転身であった。ちなみに私は、大学院に入学時からMac一筋である。初めて買ったMacは、Centris 650というデスクトップ型のPCであった。当時の値段は50万弱であった。その後、iMac、MacBook、MacBook Airと数台買い換えた。今もこの原稿を昨年買ったMacBook Airで書いている。

11 「変わらなきゃ！」イチロー選手（マリナーズ→ヤンキース）

　いつ頃だろうか、10 年以上前の NISSAN の CM で、イチロー選手が「**変わらなきゃ！**」と言っていた。

　ただ私は、イチローの「**変わらなきゃ！**」は、単に変わるのではなく、「軸がぶれずに変化する」のだと思う。軸とはイチローの代名詞である振り子打法であり、変化とは相手ピッチャーやスコアラーの分析に対する微妙な打法の変化である。そうでなければ、日本で 7 年連続首位打者や、大リーグで 10 年連続 1 シーズン 200 安打を達成することはできない。イチローのひたむきさと頑固さがなせる技であろう。

　イチローも最近変化した。2012 年 7 月、2001 年に大リーグに行ってから 11 年所属していたシアトルマリナーズから、アメリカンリーグ東地区の名門ニューヨークヤンキースにトレードされた。実際は、イチローの希望もあったようだが、それはまさにイチローにとって大きな変化であった。

　マリナーズは、大魔神の佐々木主浩投手が在籍していた 2001 年までは、アメリカンリーグ西地区で優勝争いをしていたが、その後、成績が低迷し、最近は同地区に 4 チーム（2013 年からヒューストンアストロズがナショナルリーグからアメリカンリーグに移り 5 チームとなった）あるうち 3 位か 4 位の常連であった。そんな中でもイチローは、モチベーションを失わずに、いつも昼過ぎの決まった時間に球場入りして、準備運動をして、試合に臨んでいた。

　やはり、勝負の世界であるから、優勝したいのは山々であっただろう。しかし、マリナーズはいつも前半戦で早々と優勝戦線から脱落し、後半戦の興味はイチローの安打数ぐらいであった。そのシーズン 200 安打も 2010 年で途切れ、TV で見ていても、プレーが淡泊

になっているような印象を受けた。そんな中での電撃トレードである。

　報道でトレードの会見を見たが、確かにマリナーズへの愛着や感謝の言葉は述べていたが、同時に新天地、それも名門ヤンキースに行くことのワクワク感も伝わってきた。ただ、ヤンキースでの当初の役割は、マリナーズのそれとは大きく異なるものであった。

　ヤンキースにとっては、イチローは以前であれば大金を払わないと契約できなかった選手であったが、最近の成績からお買い得な選手になったのである。それも下降線をたどってきた打撃を期待されたのではなく、大リーグでも屈指の守備を評価されてのトレードであったそうである。本来のライトにはスイッシャー、センターにはグランダーソンという大リーグを代表する選手がいたため、当初は故障がちでレギュラーが固定できなかったレフトの守備要員であった。打撃の方では、左投手の時は控えであり、打順もマリナーズでの定位置であった1番や3番ではなく、9番であった。

　しかし、イチローはきちんと役割をこなした。そして、徐々に首脳陣の評価が変化した。そのうち、左投手でも先発するようになり、打順も1番か、ヤンキースの貴公子デレク・ジーターに続いて2番を打つことも増えてきた。そして、2012年9月20日のトロント・ブルージェイズとのダブルヘッダーでは、なんとイチローは、1日（2試合）で、8打数7安打を打ち、周囲を唖然とさせた。

　その後ヤンキースは、最終戦のボルチモア・オリオールズとの試合を制し、アメリカンリーグ東地区優勝を果たし、地区シリーズも制した。アメリカンリーグ優勝決定戦では、デトロイト・タイガースに4連敗を喫したが、最も打率が良かったのは、当初守備要員であったイチローであった。

　ちなみに、一時業績が低迷していたNISSANも、ゴーン社長が就任してから、大変革を行い、黒字経営となった。NISSANも、「変わ

らなきゃ！」で変わったのである。

　ヤンキースといえば、2013 年 7 月 28 日、松井秀喜さんの引退セレモニーが行われた。私はたまたま生で引退セレモニーを見ることができた。その意味は後で述べる。松井さんは、2009 年ヤンキースがワールドシリーズで優勝し、MVP を獲ったシーズンオフに、ヤンキースから解雇された。日本では考えられないことだが、契約と冷静な戦力分析を優先する大リーグの世界では、たとえポストシーズンで活躍しても、両膝に故障を抱え、DH が専門の松井の居場所はなかったのである。

　2010 年はエンゼルス、2011 年はアスレチックスへ移籍したが、以前のような輝きは取り戻せなかった。2012 年は所属が決まらないままシーズンを迎え、4 月 30 日レイズとマイナー契約を結び、5 月 29 日にメジャーに昇格し、34 試合に出場をしたが、思うような成績を残せず、7 月 25 日戦力外通告された。その後他球団から声がかからず、2012 年のオフに引退した。したがって、大リーグでの最後の所属球団はレイズだった。

　しかし、松井さんは、ワールドシリーズで MVP を獲得した活躍のみならず、誠実かつ謙虚な人柄や全力でプレーするスタイルから、ファンのみならず、ヤンキースのチームメートからも愛された。引退セレモニー当日午前に 1 日だけヤンキースとマイナーリーグ契約を結び、その直後である試合開始前に、今度は 5 万の観衆が見守る中でホームベース前に置かれた机で、引退のサインをした。通常、他球団で引退した人の引退試合は行わないそうだが、最後にヤンキースの一員となって引退する場を設けてくれたのである。何と粋な計らいではないだろうか？　このような度量の深さ、粋な計らいは日本も見習うべきだと思う。

　偶然、私は 2013 年 7 月 28 日ヤンキース vs レイズ戦のチケットを 3 月下旬に購入した。そして、松井さんの引退セレモニーが 7 月

28日に行われると発表されたのが、5月末であった。つまり、引退セレモニーがあるなどとは予期せずチケットを買った日に、引退セレモニーが行われたのである。斎藤佑樹選手ではないが、「持ってるな！」と思った。なお、松井さんの出身地は、福井県に近い石川県加賀地方で、私とほぼ同郷である。

　最近、映画は国際線の飛行機の中でしか見ることがないが、アメリカ映画は心の広さ、度量の広さ、暖かさを感じる。先日も機内で、黒人で初の大リーガーとなったジャッキー・ロビンソンを主人公とした「42」（彼の背番号）という映画を見ていた。1940年代のセットで、脚本も素晴らしく、涙を誘われた。ちなみに、ジャッキー・ロビンソンがブルックリン・ドジャースで大リーグにデビューした4月15日は、ジャッキー・ロビンソンデーとして、彼の功績をたたえ大リーグの全選手が「42」番の背番号をつけてプレーする。繰り返しになるが、何と粋なことではないか？

12　昨日と同じことをやることは作業である　TOYOTA

　これまで、ホンダやフォルクスワーゲン、NISSANの話をした。ホンダ、フォルクスワーゲン、NISSANと来れば、TOYOTAに触れないわけにはいけない。

　TOYOTAでは、「**昨日と同じことをやること**」は何と言うかご存じであろうか？　これを「**作業**」と言うそうだ。

　それでは、「**明日からより良い仕事ができるように工夫すること**」を何と言うかご存じであろうか？　これを「**仕事**」と言うそうだ。

　すなわち、何も考えずにこれまでと同じことをやるのは、作業、単純作業であり、頭を使ってより良い仕事ができるように工夫をして初めて仕事というのである。確かに、作業なら機械でもできる。し

かし、機械には新たな創造はできない。我が身を振り返っても、いかに日々、機械的な作業を繰り返していることか？

さらに TOYOTA 元会長の奥田氏はこう言った。「**変えろ、変えろ。何も変えないやつが一番悪い！**」「**打倒トヨタ！**」

まさに変革であり、改善である！ちなみに、TOYOTA の代名詞とも言える改善は、英語でも"Kaizen"で表記される。

ちなみに TOYOTA の 2013 年 3 月期の売り上げは約 22 兆円で、営業利益が約 1.3 兆円であった。先日の 2014 年 3 月期第 1 四半期決算発表では、円安の影響や原価改善の努力により、さらに利益が増えているそうである。会社をあげて、常に「より良い仕事」をするよう工夫し、"Kaizen"を繰り返している賜であろう。これもイノベーションに他ならない。

13 │「成功する秘訣は、創意工夫を 365 日続けることである」京セラ創業者　稲盛和夫氏

私が京都在住だからというわけではないが、一代で売上高 1 兆円の大企業、京セラを創業した稲盛会長の言葉を紹介する。

稲盛会長は、仕事で成功する秘訣を聞かれた時にこう答えたと言う。

「**これはきわめて簡単なんです。自分の仕事の創意工夫をすること、今日よりは明日、明日よりは明後日というように、365 日続けていくことです。**」

前項の TOYOTA の言葉を借りれば、毎日毎日「仕事」を続ければ成功するのである。エベレストでも富士山でも、一気には上れない。しかし、一歩づつ着実に登り続ければ、必ず登頂できるのである。「千里の道も一歩から」ということわざがあるではないか？　成功する人は歩き続ける人であろうし、成功しない人はどこかで歩み

を止めてしまう人であろう。

　稲盛会長といえば、KDDIとJALである。携帯電話が発売された頃、NTTの子会社であるドコモの独占状態であった。当時誰も、ドコモに対抗できるとも思わなかったし、対抗しようとも思わなかった。そんな中、稲盛会長は第二電電（KDDIの前身）を立ち上げ、今やauはドコモと並ぶ大手通信会社となった。ちなみに、私も2012年秋、auのiPhone 5を購入し、仕事にプライベートに愛用している。

　一方、JALと言えば、日本を代表するフラッグシップであるが、長年にわたるお役所的な経営や、採算ベースではなく政治家の路線誘導等で業績が悪化し、2010年会社更生法の適用となった。そこで、救世主として白羽の矢が立ったのが稲盛会長であった。当時、すでに80歳を超えておられ、JALの再建は火中の栗を拾うようなものと思われていたため、周囲は皆、反対した。しかし、稲盛会長は、皆の反対を押し切り、それも無給でJALの会長を引き受けた。

　稲盛会長は、いざJALの会長になってみて、たいそう驚いたそうだ。商売人意識というか、コスト感覚を持った人がほとんどいなかったのである。就任当初の会見で、こう言われた。

　「これでは、八百屋もできない。」

　もちろん、八百屋さんを侮蔑した発言ではなく、コスト意識が全くないことを例えての表現である。

　そこで、アメーバ経営で知られる京セラの経営陣を送り込み、社員の意識改革を行い、徐々にJALを変えていった。路線別に収益を分析し、採算の取れない路線は、国内線であろうと国際線であろうと撤退した。さらに、乗客数に応じて、柔軟に機材を変更（機材を小さくすると、乗員が少なくて済むし、燃料や空港に支払う着陸料も少なくて済む）した。困難を伴ったがリストラや企業年金の減額も行った。これには社員やOB・OGの強い反対にあったそうだが、

一旦、つぶれた会社だから、社会通念的には仕方ないであろう。

　そうして、稲盛会長は、JALを見事に変え、再生させたのである。法人税を免除されるなどの優遇措置を受けているとはいえ、2012年3月期の営業利益は約2000億円であった。つまり、ちゃんとコスト意識を持って経営に当たっていれば儲かる会社なのである。

14 「差別化を図れ」海道

　私はJALファンである。特に理由はない。最近はANAもコードシェアで国際線網が充実してきたが、以前は国際線と言えばJALであり、国際学会に出席する際、JALをよく利用していたからである。

　折角ならとJALカードを作り、JALのマイルを貯めてきたため、もはや他社に鞍替えできにくくなってきた。まさに、JALの思うつぼにはまってしまった。

　ということで、今でも国際学会や家族旅行の際はJALを好んで乗り、再建を応援している。応援が高じて、JALのホームページから、投書をしたこともあった。一つ紹介する。数年前に国内線や国際線のエコノミー席での新聞や雑誌サービスが廃止となったことを受けてのものである。

　「私はJALのファンで、好んでJALを利用しているものです。収益改善のアイデアを考えましたので、メールさせていただきました。この度、国内線において、他社と横並びで新聞や雑誌サービスが中止となりました。しかし、他社がサービスを中止した時こそ、御社はサービスを継続すべきではないでしょうか？　つまり、差別化がキーワードと考えるのです。乗客の気持ちになってみれば答えは簡単です。無論、全路線とは言いません。例えば、羽田-伊丹や羽田-札幌、羽田-福岡など、ビジネスマンが多く利用する路線に限って新

聞サービスを復活してはいかがでしょうか？　航空会社に特にこだわりがない人は、値段がほぼ同じなら、新聞サービスがあるということだけでもJALを選ぶのではないでしょうか？　ビジネスマンであればなおさらです。機内で日本経済新聞や他の全国紙を読めるとなれば、JALを選ぶ人が増えるでしょう。もちろん、コスト面からの検討が必要です。新聞を始発１便当たり200部購入すると仮定しますと、朝刊１部130円としてかかるコストは２万６千円です。羽田-伊丹なら、二人乗客が増えれば元が取れます。さらに、新聞は１日に一度買えば、その日じゅう使えます。すなわち、折り返し便以降は、コストはかかりません。路線が増えても、その日の機材が何往復しても、１日当たり大人２人が乗ればとんとん、３人乗れば増収になるのです。以上、JALファンの一人としてご検討いただけますよう、よろしくお願いいたします。」

　このメールが稲盛さんに届いたかどうかやJAL内で検討されたかどうかは知るよしもないが、未だ国内線での新聞サービスは復活していない。しかし、このような利用者の声にこそマーケティングのヒントがあるのではないだろうか？

15　「継続は悪、変化は善！」小林製薬

　TV業界では、19時から23時までをプライムタイムとよぶ。
　その時間帯に、よく目にする（耳にする？）のが、「**あったらいいな！　をカタチにする**」でおなじみの小林製薬のCMである。小林製薬と言えば、これまでも日常生活において便利な商品を開発してきた。「熱さまシート」、「のどぬーるスプレー」、「ブルーレットおくだけ」、「ナイシトール」など、皆、一度は使ったことがあるようなヒット商品を発売し続けている。私や家族も、脂肪太りを改善する

「ナイシトール」以外は使ったことがある。

　最近では、かかとのガサガサ、ひび割れに塗って使う「なめらかかと」や、傷あとややけどの後に塗るときれいになるという「アットノン」など、まさに「あったらいいな！」と思える商品を発売している。外科医である私にとっては、患者さんに「アットノン」を使ってみたい。

　さて、その小林製薬のホームページを見ると、こう書いてあった。

「創造革新のない会社に人材は育たないし、発展はない！」「継続は悪、変化は善！」「Simple, Clear, Speed!」

　以前TVで小林製薬を紹介している番組を見たが、これらユニークな商品のアイデアは、社員からの発案によるそうである。見事、アイデアが採用された社員は社長賞をもらっていた。とても風通しの良い会社だと感じた。

　「継続は悪、変化は善！」 とは、いささか乱暴かも知れないが、TOYOTAで言えば、**「作業は悪、仕事は善！」** というわけである。

　また、**「Simple, Clear, Speed!」** も私の好きな言葉である。Simpleに、誠実・清廉潔白に、speed感を持って仕事をする。そういう会社だからこそ、社員が伸び伸びと働いて、豊かな発想が湧いてくるのではないだろうか？

16　共通点は"変革と創造"である

　ダーウィンの話から小林製薬までの話で私が言いたかったことは何であろうか？　それは、成長企業・人・組織には共通点があるということである。

　「変革と創造」である。

　韓国や台湾、中国の発展に押されて、なかなか成長戦略が打ち出

せない昨今、組織論や自己啓発に関する本が毎日のように出版され、各地でセミナーも開催されている。

　これら組織論や自己啓発においては、企業も大学も病院も、会社員も医者もコメディカルも皆、同じである。会社員は、企業に就職すれば、新人研修があり、社会の荒波にもまれ、人として、また社会人として成長していく。

　一方、医師はどうであろうか？　「はじめに」でも述べたが高校を卒業して、医学部に入学し、医師国家試験に合格すれば、医師としての人生を送ることができる。特に新人研修を受けるわけではなく、人間関係でもまれたとしても知れている。人間関係が煩わしくなれば、医師免許があれば、日本の何処でも医師を続けることができる。一概にはいえないが、医師は社会の荒波とはかけ離れた、狭い世界で生きているといえる。

　したがって、組織論や自己啓発においては、我々医師は、むしろ企業に学ぶべきことが多いと思うのである。

　それゆえ私は、ビジネス書や新聞などを読んで、ためになる言葉や話があれば書き留め、医師やコメディカルを対象とした講演でお話しているのである。

　さらに、私自身、まだまだいたらないところが多い。そこでもっともっと人間として成長し続けたいという思いから、繰り返し話をすることで、自分にも言い聞かせているわけである。

17 「与えられたポジションでベストを尽くす」海道

　私の仕事におけるポリシーを紹介する。

　たった一言、「**与えられたポジションでベストを尽くす**」である。

　どこの病院でも、どんなポストでも、決して愚痴らず、そこでで

きることを一生懸命やる。同じ時間を過ごすなら、そのポジションで楽しく仕事しよう。根が楽天的だったせいか、そんな風に考えて生きてきた。

　時間は決して後戻りできない。一度きりの人生なので、いつまでも自分を磨いて、活性化させ、後悔しないように過ごしたい。

　とは言っても、今振り返ると、まだまだベストを尽くせたとは言えない。

　社会人となって初めて赴任した病院でも、勉強より遊びが楽しかったし、大学院の頃も研究に没頭したかと言われると、そうでもなかった。

　ようやく、ベストを尽くせたかな？　と思えるのは、京都大学を一旦離れ、関連病院に赴任した2001年頃からだったように思う。

　むしろ、「与えられたポジションでベストを尽くす」と自分に言い続けることで、ついつい怠け癖の出る自分への戒めにしていたのかも知れない。

18 「すべては患者さんのために！」海道

　次に、私の医療におけるポリシーを紹介する。

　これも一言、「Patients' benefit」、すなわち、「患者さんの利益」である。

　言い換えれば、「患者さんに良いと思うこと」は積極的に導入する。

　一方「患者さんに良くない」と思うことは、躊躇なく止める、変える、である。

　これは、新たな手術術式や周術期（手術の前や後）の管理、医療システムなど多岐にわたる。

　このためには、アンテナを広くして、いろんな学会に参加したり、

講演を聴いたり、本を読んで勉強しないと、「患者さんに良いと思うこと」は知るよしがない。「患者さんに良くない」と思うことも、勉強しないと気づかない。

　「患者さんに良くない」と思ったら、躊躇なく中止し、良いことを新たに診療の現場に導入し、変えていく。

　これも、ドラッカーの言う「マーケティングとイノベーション」にほかならない。

　以前、三菱電機もCMで言っていた "Change for better!" である。

P. F. Drucker's management principle applying at medical scene

もし大学病院の外科医がビジネス書を読んだら

私の「変革と創造」

19 大学卒業から肝移植と出会うまで

　私は1987年3月に京都大学を卒業後、京都大学外科学教室に入局し、1年間大学で研修した後、兵庫県の公立豊岡病院で外科医としての研修を行った。4年間の研修を経て、1992年4月に京都大学第一外科（腫瘍外科）の大学院に入学した。肝移植はもう一つの外科である第二外科で行われており、国内はもとより国外からも多くの見学者が訪れ脚光を浴びていた。

　私は、当時、特に肝移植に興味があったわけではなかった。研修医の時の第一外科の自由な雰囲気が好きであったこと、いずれ地元に帰ろうと思っていたので、福井に関連病院のある第一外科の方がよいかなと思ったこと、高校の先輩で肝臓外科がご専門の田中純次先生（現 泉谷病院院長）にお誘い頂いたことなどより、第一外科を選んだ。ただ、消化器の中では特に肝臓に興味があったので、田中純次先生の研究室で研究させて頂いた。私が頂いた最初の研究テーマは、「肝移植」ではなく「肝細胞移植」であった。前者は、肝臓を臓器として、後者は、肝臓を分離して肝細胞を移植する方法である。

　しかし、なかなか効率的に肝細胞は増殖できなかった。そこで、何とか肝細胞を有効に増殖させる方法はないかと考え、第一外科の先

輩で当時京都大学ウイルス研究所で助教授をしておられた山岡昇司博士（現東京医科歯科大学教授）の研究室を訪ね、ご指導を仰いだ。田中純次先生から紹介された肝細胞増殖因子（Hepatocyte Growth Factor：HGF）というサイトカインに着目し、遺伝子導入の手法を用いて、HGFを高濃度に産生する細胞株を樹立した。その細胞を脾臓に移植することで、肝臓に効率的にHGFを供給するシステムを確立し、「HGF高産生線維芽細胞の脾内移植による経門脈性持続的HGF供給システムの樹立ならびにラット四塩化炭素急性肝障害モデルにおける有用性」というタイトルで学位論文を書いた。

その後、1999年に京都大学腫瘍外科の助手となり、有井滋樹先生（前東京医科歯科大学教授、現浜松労災病院院長）と楽しく臨床をさせていただいた後、2001年から静岡県の島田市民病院と滋賀県の大津市民病院に勤務し、外科医としての生活を送った。

大津市民病院に着任した翌年であっただろうか、パリの学会で発表する機会があり、成田から国際線の座席に乗った瞬間に、ふと思った。

「今からパリまで12時間かかるけど、12時間、ただ座って、仕事をしなくてもよいのは、大津に行ってから初めてだ」。それくらい、大津市民病院時代は、業務が多かった。

そんな中、時間を見つけては大学時代の臨床や基礎研究をまとめて、論文を書いた。また大津と京都は目と鼻の先なので、週に1回研究室に顔を出して、若い先生の指導を行った。

2003年夏頃、大学時代の研究も論文化し、研究室の若い先生の指導も終わった。市中病院の外科医なので、普段の臨床さえきちんとやれば十分である。しかし、一度きりの人生である。もっと、自分を高めたいと思った。常に何か自分を生き生きさせることに取り組んでいたかった。

そこで、これからどういうテーマで研究しようか？　とアンテナ

を広くし、考えた。

　ちょうどその頃、各領域における診療ガイドラインが発表されつつあった。また日本でも、Evidence-based Medicine（EBM）の重要性が叫ばれ、ランダム化比較試験（Randomized Controlled Trial：RCT）も報告されるようになってきた。

　これだ！　臨床試験を様々な角度から分析してみよう！

　これなら、一人でも、夜でも、土日でも、パソコン1台あれば、PubMedで検索できる。自分の勉強になるし、まとめて報告すればみんなの役に立つ。

　「誰でも考えつくし、誰でもできるけど、誰もやっていない！」

　そこで、外科の様々な領域における臨床試験やRCTについて勉強してみた。

　その手順を、「肝切除についてのエビデンス」を例にとって述べる。

1) まず種々のlimitを決める。Publication typeはRCTとmeta-analysisを選ぶ。
2) 次に、キーワードを決める。"hepatectomy"、"hepatic resection"、"liver resection"など、肝切除に関する論文がもれなくヒットするよう、広くキーワードを設定し、論文を検索する。
3) キーワードでヒットした論文を吟味する。まず、Review論文を除外し、エビデンスレベル分類（図6）に沿って、論文を分類する。RCTがエビデンスレベル1、ランダム化割付けを伴わない同時または過去のコントロールを伴う前向き・後ろ向きコホート研究がレベル2、……
4) 次に、RCT論文を分析する。どの地域・国から発信されたものか？　時期別にどのような変化があるか？　どのようなテーマについてのRCTか？　肝切離法か、肝阻血法か、虚血再灌流障害か？

> **図6** エビデンスレベル
>
> 1a: RCT のメタアナリシス
> 1b: 少なくとも一つの RCT
> 2a: ランダム化割付を伴わない同時コントロールを伴うコホート研究
> 2b: ランダム化割付を伴わない過去のコントロールを伴うコホート研究
> 3 : ケースコントロール研究
> 4 : 処置前後の比較などの前後比較,対照群を伴わない研究
> 5 : 症例報告,ケースシリーズ
> 6 : 専門家個人の意見
>
> 肝癌診療ガイドライン2009年版より

5)そして、テーマ別に主要な RCT の結果をまとめる。

この過程をそのまま論文にするのである。

論文化したらテーマを変えてまた同様の作業を行う。

するとテーマの分だけ、分析でき、論文が書けるのである。

ただ、特に論文のランクにはこだわらなかった。どこかに accept(ジャーナルに採用されること)されればよいと思った。

この頃、最も多いときで、in press(採用されてから出版までの間のこと)論文が7つあった。

臨床も楽しかったが、学術活動も楽しかった。

この話をすると、よく聞かれることがある。いつ論文を書いていたのですか?

時間は作るものである。外来で患者さんが途切れると、医局に帰って1行、2行でも良いから書いた。また、平日夜の業務が終わってからや、土日に、医局で書いた。家には仕事は持ち帰らなかった。

外科医は土日でも病院に来ることが習慣となっている。患者さんを診たいのである。手術して、日々回復して元気になられる姿や患者さんの笑顔を見ることが何よりの楽しみである。したがって、土

日は患者さんを診て、その後、医局で論文を書いた。

　ただ、土日に医局にいると、ちょうどよかったとばかりに、当番でもないのに日直の医師によばれ、急性腹症で緊急手術をすることが多かった。大学では外科医がたくさんいるからこういうことは少ないが、市中病院では仕方ない。

　この頃、東大肝胆膵・移植外科の准教授から日本大学第3外科学教授になられた高山忠利先生（現日本大学消化器外科教授）と知り合った。高山先生は東京大学時代、積極的に臨床試験を進めておられ、エビデンスにお詳しかったので、学会でお会いしたときやFAXでいろいろ質問させていただいた。

　高山先生とのエピソードはいろいろあるが、鮮明に覚えているエピソードを一つ紹介する。大津市民病院時代、平日の比較的業務が早く終わった夕方7時頃であっただろうか、医局で文献の解析をしていた頃、病院の守衛さんから電話がかかってきた。

　「日本大学の高山さんからお電話です」

　私は、最初何のことかわからなかった。すぐに取り次いでもらうと、高山先生からであった。いつものようにさわやかな声で、私がFAXにてお尋ねした質問に対する答えを丁寧に説明していただいた。さらに、サンプルサイズを計算するソフトの件や臨床研究について、Lancetなどのトップジャーナルにacceptされるにはどうしたらよいか？　など、30分近く（のように感じた）教えていただいた。

　私のような市中病院の一外科医に対して、高位背方尾状葉切除など独自の手術法を開発され、肝臓外科の第一人者でいらっしゃる高山先生からわざわざお電話をいただくなんて、信じられなかった。感激した。さらにやる気が湧いた。

　有井先生や高山先生には、その後京都大学肝胆膵移植外科に戻ってからも大変お世話になっている。学会でお会いした時などには、よ

く食事やお酒に誘っていただく。

先日の第 25 回日本肝胆膵外科学会の時も、まじめに午後の海外招待者講演を聞いていたら、携帯電話が鳴った。有井先生と高山先生からのお誘いであった。お二人によばれたら断るわけにはいかない。ホテルの 1 階のテラスで、ビールを飲みながら、貴重なお話やアドバイスを賜った。本当にありがたいことだと思う。

20 肝移植との出会い

　大学の医局は、以前は第一外科、第二外科のように数字で区別され、ナンバー外科といわれていた。担当臓器も、それぞれが心臓や肺などの胸部臓器と肝臓や消化管などの腹部臓器に分かれている科もあれば、両方とも腹部臓器を扱っていたりして、患者さんにはわかりにくかった。

　その後、大学院大学化や臓器別再編の流れで、全国的にナンバー外科から臓器別再編成が進んだ。大学によっては、同門会の関係でなかなか進まないところもあるが、京都大学では諸先生方のご尽力で、スムーズに第一外科、第二外科、移植外科の 3 科が統合し、2005 年以降、臓器別に消化管外科、肝胆膵移植外科、乳腺外科の 3 科に再編成された。

　肝胆膵移植外科の初代教授は上本伸二先生である。

　2001 年 12 月、京都大学臓器移植医療部准教授から三重大学第一外科教授に就任され、三重大学で肝移植をゼロから立ち上げ、全国でも有数の症例数を誇る施設にされた方である。

　皆さん、自然数は 1、2、3…、整数は…− 2、− 1、0、1、2…となることは、よくご存じであろう。それでは、自然数の命名について考えてみたことがあるであろうか？

すでに1が存在すれば、2、3は自然に生まれてくる数字である。牛が1頭いて、もう1頭来れば2頭、もう1頭加われば3頭、と自然に増えていく。私は、自然に生まれてくる数字だから自然数なのではないか、と思う。

　それでは、0から1と1から2はどちらが大きいであろうか？

　0から1も、1から2も、2から3も、3から4も、いずれも数学的には1である。

　しかし、私は、0から1は、10、いや100ぐらいに相当すると思う。

　何もないところから立ち上げて1にするのと、すでに1もしくは2、3あったところに1積み上げるのと、どちらが大変であろうか？

　新たに始めて軌道に乗せるエフォートと、一度軌道に乗ったところを積み上げるエフォートとでは、雲泥の差があると思うのである。

　したがって、私は、三重大学で肝移植をゼロから立ち上げられた上本先生はすごいと思う。

　私は、科が違ったため（私は第一外科で、上本教授は第二外科および移植外科に所属されていた）、上本先生とはほとんど面識がなく、廊下でお会いしたときに会釈をするくらいの間柄であった（図7）。

　京都大学外科の再編に伴い、京都大学外科交流センターが立ち上げられ、総務委員会、学術教育委員会、広報委員会などの会ができた。私は、2006年から学術教育委員会のメンバーに選ばれた。

　2006年夏の会合に出席していたときに、上本教授に声をかけられた。「今度、大学にポストができたので帰らないか？」

　私は、「臨床ができるのなら、お受けいたします。」と答えた。ただ、以前大学にいたときは、有井先生とともに肝臓外科を担当していたので、肝臓外科をするものだと思っていた。

　その後、2006年10月、上本先生から「この前の話だけど、正式

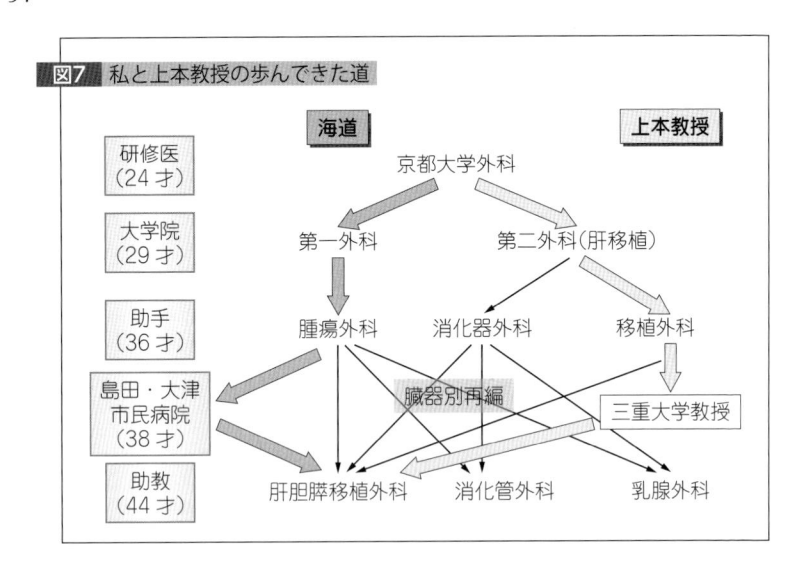

図7 私と上本教授の歩んできた道

	海道			上本教授
研修医(24才)		京都大学外科		
大学院(29才)	第一外科		第二外科(肝移植)	
助手(36才)	腫瘍外科	消化器外科	移植外科	
島田・大津市民病院(38才)		臓器別再編		三重大学教授
助教(44才)	肝胆膵移植外科	消化管外科	乳腺外科	

に決まったので、帰らないか？」と確認のお電話を頂いた。

　私は、2001年までの第一外科時代、移植外科と同じ病棟で仕事をしていた。したがって、移植外科の先生方の多忙さと大変さを間近で見ていた。当時、京都大学の移植外科は国内外から常時勉強や見学にこられており、まさに飛ぶ鳥を落とす勢いであった。いつも手術着を着て、日曜も肝移植を行ったり、ICUに泊まり込んだり、大変な医療をしているなぁ、と尊敬のまなざしで見ていた。

　しかし、私は第一外科なので一生肝移植をすることはないし、あんなに大変な肝移植は私にはできないなぁ、と距離を置いて眺めていた。

　そんな移植外科の大変さを知っていた私が、2006年10月上本教授からお電話をいただいたときに、先手を打って最初に発した言葉は、「肝臓外科ですよね？」であった。

　しかし、上本先生の返事は私の期待とは異なるものであった。

私の「変革と創造」

「いや、海道君には肝移植をやってもらう。」

私は、一瞬絶句した。どうしよう？

私の外科医人生を振り返った。私は、外科医になって、乳房切除から、食道癌の手術、各種腹部手術、肛門疾患の手術まで、ほぼすべての腹部外科手術を経験してきたが、肝移植は経験したことがなかった。だったら外科医としては、1年ぐらい肝移植を勉強させてもらう良い機会かも知れないと考え、「わかりました。」と返事をして、電話を切った。これが、私と肝移植との出会いであった。

よくドラマに出てくるフレーズであるが、「この時は、海道と肝移植との縁が浅からぬものになろうとは知るよしもなかった」である。

21 京都大学肝胆膵移植外科に帰学して肝に銘じた3つのこと

こうして2007年4月、京都大学肝胆膵移植外科で仕事をすることとなった。

このとき3つのことを肝に銘じた。
1．肝移植は全くの素人なので、一から勉強しよう！
2．皆の役に立つ仕事をしよう！　皆のやりたがらない（嫌がる）仕事をしよう！
3．仕事を頼まれたら、断らずにチャレンジしよう！

「肝移植は全くの素人なので、一から勉強しよう！」

当時44歳だったので、まさに"40の手習い"であった。最初配属されたグループは、私の2つ後輩の森　章先生のグループで、研修医と一緒に肝移植のABCを学んだ。彼とは医学部ボート部の先輩後輩の間柄で、学生時代からの知り合いでもある。さらに大学院も同じ第一外科に入学し、研究室は違ったが、同じ肝臓の研究をし

ていた。今ではかれこれ30年のつきあいである。彼は、臨床能力はもちろん、人間的にも素晴らしく、彼のおかげでスムーズに肝移植を勉強できたと感謝している。この場を借りて、改めてお礼を言いたい。

「皆の役に立つ仕事をしよう！」「皆のやりたがらない（嫌がる）仕事をしよう！」

外科医となってちょうど20年目が経過していたので、私の役目は、今までの知識や経験を生かして、皆に貢献することであると認識した。肝移植には、克服すべき課題が山積みであった。帰学を前に、2007年3月下旬に教授室に挨拶に伺ったとき、上本教授からこう言われた。

「栄養のことをやってほしいけど、地味なテーマのせいか、皆やりたがらないんだ。」

私も、栄養は地味だと思っていたし、実際、市中病院で臨床をしているときは栄養の重要性があまりピンと来ていなかった（栄養を専門にやっていらっしゃる先生、ごめんなさい！）。

しかし、肝移植患者は、非代償性肝硬変を伴い、栄養状態が不良で、アミノ酸のバランスが崩れ、微量元素が低下している人がほとんどである。

その時は漠然としていたが、じゃあ、皆がやりたがらないのなら、僕がしようかな？　と思った。詳しくは後述する。

また肝移植のクリニカルパスも作成し、運用・評価してみた。

さらに、皆の役に立つ仕事といえば、紹介状の返事のひな形を作った。最初の外来の時、外来のコンピューター内に、紹介状の返事のひな形がないことに気づいた。

皆、「平素は格別のご高配を賜り誠にありがとうございます。ご紹介いただきました京都太郎様が、…」と毎回毎回記入していたので

ある。

　大学病院を受診する際は、原則として紹介状を持参するようなシステムになってきた頃である。当然、紹介状に対しては、返事を書く必要がある。決まり文句の多い紹介状を毎回毎回一から書いていたのでは、効率が悪い。

　そこで、すぐに紹介状の返事のひな形を作り、医療情報部に持って行き、コンピューターシステムに入れてもらった。これこそ、まさに人の役に立つ仕事だったと思う。

　また、肝移植目的の紹介患者に対しては、さらに長い返事を書く必要があったので、これも、ひな形を作った。便利になった。

　これらは些細なことかも知れないが、確実に業務の効率化にもつながることである。

　今後も、こういうものがあったら、こうしたらよいのに、というものがあれば、どんどん改良していきたい。そのキーワードは、「気づき」と「迅速な行動」であると思う。

22 仕事を頼まれたら、断らずにチャレンジしよう！

　このポリシーは、すべての職種の人に通じると思う。

　どんな組織や会社でも、上司から仕事を頼まれることがある。それが、自分の専門分野だったり、得意分野だったら、着手も容易で、進んでできるであろう。

　一方、専門分野以外であったり、苦手な分野だったら、どうするであろうか？

　「ちょっとそのテーマは」とか「今、忙しいから」とか言って、仕事を断ることが多いのではないだろうか？

　私は、専門分野はもちろん、専門でない分野であっても、上司か

ら仕事を頼まれたり、学会発表や依頼原稿を頼まれたりした時は、努めて断らないようにしてきた。

つまり、専門分野以外や苦手な分野の勉強をすることによって、それがいつの間にか専門になる可能性があるのである。そうして、結果的に自分の専門分野が広がるのである。

こんなこともあった。2008年5月に長崎で第108回日本外科学会が開催された。その時、上本教授と一緒にタクシーに乗る機会があり、車内でこう相談された。

「今年の日本外科感染症学会に、誰か感染の演題を出してほしいんだけど、誰がよいかなぁ？」

感染も、一見地味な分野である（感染を専門にやっていらっしゃる先生、ごめんなさい！）。私も、あまり関心がなかった。

しかし、肝移植にとって感染は非常に重要なテーマである。次章で述べるが、肝移植後の生存曲線を見ると、移植後早期に急峻に低下し、その後は緩徐に低下する。そこで、肝移植後早期死亡の克服が重要と考え、早期死亡の原因を分析してみた。すると、最大の原因は感染症で、60%強を占めていた。したがって、感染症の制御が、移植後短期成績向上のためにきわめて重要なのである。

教授の問いに対し、あまり気乗りはしなかったが、「私が、出しましょうか？」と答えた記憶がある。

それから、移植後感染症について勉強し、今や私の研究テーマの一つとなった。

振り返ると、2007年に京都大学肝胆膵移植外科に戻り、以上の3つのことを肝に銘じて取り組んできたことが、私自身のイノベーションであったように思う。

本著では、患者さんと外科医についてのマーケティングとイノベーション、すなわち「患者編」と「外科医編」について紹介する。

P. F. Drucker's management principle applying at medical scene

もし大学病院の外科医がビジネス書を読んだら

マーケティングとイノベーション
「患者編」

23 患者さんのニーズは？

　まずは、マーケティングとイノベーションの「患者編」である。
はたして、患者さんのニーズとは何だろうか？
　患者さんは病気を患って、病院を受診し、治療を受けるわけだから、最大のニーズは病気が治ることであろう。外科系の患者さんであれば、手術後の早期回復、良好な経過であろう。
　そこで、肝移植を受けられる患者さんを例にとって、「患者さんのニーズ」を考えてみた。
　図8に肝移植後の生存率（当科データ）のグラフを示す。
　X軸が手術からの時間経過で、Y軸が生存率である。ご覧のように、手術後早期に生存曲線が急峻に低下し、その後は"生存直線"と思えるほど、緩徐な低下となる。
　そこで思ったニーズが、
① **「移植後早期死亡率の低下」** である。
　じゃあ、どうすれば移植後早期死亡を防げるか？　そのために、移植後早期死亡の原因を分析した。
　すると、早期死亡原因の60％強が、肺炎や菌血症（血液中に細菌や真菌が入り込み、ショックとなり、治療が奏効しなければ多臓器不全をきたすことが多い）であった（図9）。

図8 肝移植後生存率

ニーズ①：移植後早期死亡率の低下

(縦軸：生存率(%)、横軸：患者生存期間(月))

（京都大学データ）

図9 移植後早期死亡原因

ニーズ②：移植後感染症の克服

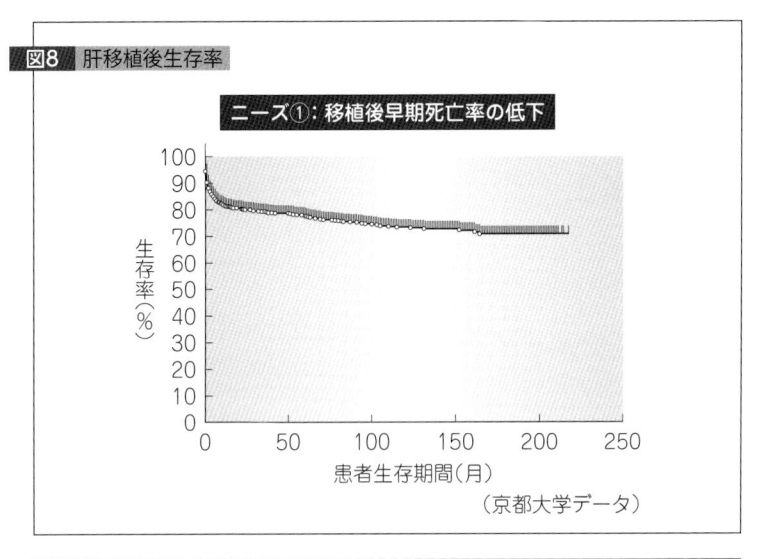

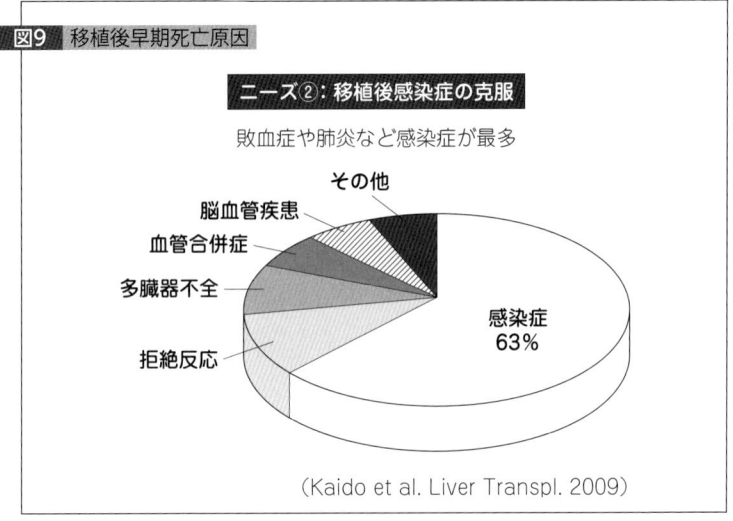

敗血症や肺炎など感染症が最多

- 感染症 63%
- 拒絶反応
- 多臓器不全
- 血管合併症
- 脳血管疾患
- その他

(Kaido et al. Liver Transpl. 2009)

そこで考えたニーズが、

② 「移植後感染症の克服」である。

24 移植後感染症の危険因子は？

　中国の兵法家で戦略家の孫子の有名な言葉に、「**敵を知り、己を知れば、百戦危うからず**」というものがある。

　我々にとって、敵は移植後感染症である。

　移植後感染症を防ぐには、どうしたら移植後感染症になりやすいのか、すなわち己である「危険因子」がわかればよい。これを統計の手法を用いて解析した。折しも今、統計がブームになっている。医学用語に関しては、随時解説を入れながら紹介するので、気楽に読んでいただきたい。

　移植後感染症として3つのアウトカム(結果とか成果という意味)を設けた。

　1．Sepsis（ここでは感染症を伴う全身性炎症反応症候群と定義した）
　2．菌血症（血液培養で菌が検出されること）
　3．感染症による死亡

　じゃあ、どのような因子について検討したらよいのであろうか？　感染症を防ぐのであるから、感染症が発症してからでは遅い。

　そこで、肝移植前と肝移植手術中の12因子に焦点を当て、検討した。

患者因子：
1）年齢
2）性別
3）原疾患（移植する理由となる疾患のことで、B型肝炎やC型肝炎などのウイルス性肝硬変や、胆汁うっ滞性肝硬変など）
4）ABO血液型の適合性（通常、輸血と同じで血液型が一致また

は適合する方が望ましいが、不適合の組み合わせに対しても、京都大学、慶応大学、九州大学を始め、日本のいくつかの施設で積極的に取り組んでおり、種々の工夫で一致または適合に近い成績が得られるようになってきている）
5）Child-Pugh 分類（肝機能を示す数値である総ビリルビン・プロトロンビン時間・アルブミンと腹水、肝性脳症の5項目でスコア化する、肝硬変の重症度を表す分類で、A、B、C の3つに分類される。A が正常〜軽度肝硬変、B が中等度肝硬変、C が高度肝硬変である）
6）MELD スコア（米国で、肝移植待機患者の重症度を数値化するために考え出されたスコアで、総ビリルビン、プロトロンビン時間、腎機能を表す血清クレアチニンの3因子と過去1週間以内の透析等の有無でスコアを計算する）
の6因子

栄養因子：
1）術前体細胞量（Body Cell Mass: BCM）（体成分分析装置を用いて測定できる指標で、細胞内水分量と体内の総タンパク量の和。細胞外水分が多く増加する肝硬変の状態においても、栄養状態のよい指標とされている。体細胞量が少ないほど、栄養状態が不良である）
2）術前肝不全用経口栄養剤（肝硬変患者に不足している分岐鎖アミノ酸を多く含み、おにぎり1個程度のカロリーも含んだ経口栄養剤）
の2因子

グラフト（移植する肝臓のこと）因子：
1）左葉グラフトか右葉グラフトか？

2）グラフト重量とレシピエント（移植を受ける患者のこと）体重の比（施設によって異なるが、京都大学ではこの比が0.6%以上を基準としている）

の2因子

手術因子：
1）手術時間
2）術中出血量

の2因子

以上の12因子に対して、単変量解析（各因子につき、2つ以上のグループに分け、生存率や危険性の差を解析する手法。しかし他の因子の影響を受けやすいため、これだけでは危険因子とは判断できない。そのため、単変量解析である程度の差を認める因子のみを、次に述べる多変量解析で解析する）を行い、その後、多変量解析という手法を用いて独立危険因子（他の因子に左右されず、その因子があれば危険であるという因子）を求めた。

多変量解析の結果のみを示すと、各々の独立危険因子は、
1．Sepsis→低体細胞量（＝栄養不良）と術前肝不全用経口栄養剤非投与
2．菌血症→Child-Pugh分類Cと術中出血量10L以上
3．感染症による死亡→低体細胞量（＝栄養不良）

であった。

結局、残ったのは、栄養関連の2因子と、Child-Pugh分類C、術中出血量10L以上の計4因子であった（図10）。

そこで、これら4因子について、介入の可能性（我々が、その因子に対し、改善することができるかどうか）を検討した。

Child-Pugh分類Cは、肝移植の適応であり、肝細胞癌合併患者など一部の患者さんを除いて肝硬変が軽度な患者さんに移植するこ

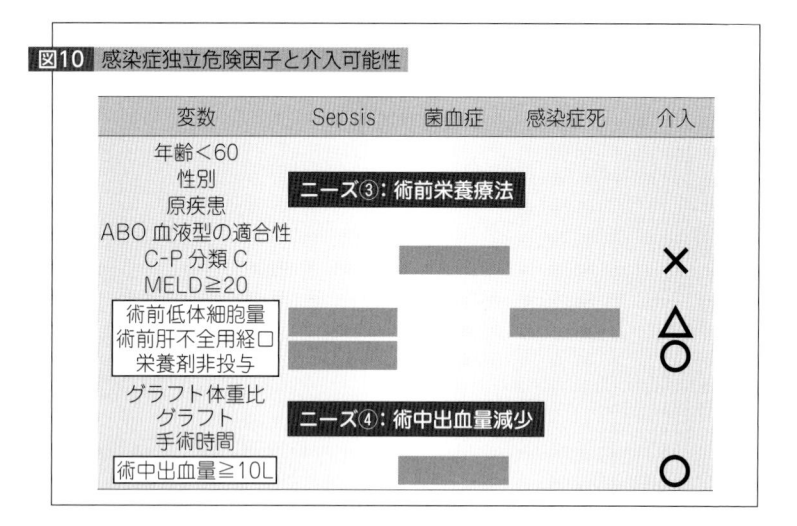

図10 感染症独立危険因子と介入可能性

変数	Sepsis	菌血症	感染症死	介入
年齢＜60				
性別	ニーズ③：術前栄養療法			
原疾患				
ABO血液型の適合性				
C-P分類C				×
MELD≧20				
術前低体細胞量				△
術前肝不全用経口栄養剤非投与				○
グラフト体重比				
グラフト	ニーズ④：術中出血量減少			
手術時間				
術中出血量≧10L				○

とはないため、介入できず、×

低体細胞量（栄養不良）は、いくらかは改善できるかも知れないので、△

術前肝不全用経口栄養剤非投与は、医者が処方するものなので、○

術中出血量10L以上は、我々外科医の丁寧かつこまめな止血操作や、止血器具の利用によって改善可能と考え、○

とした。

そこで明らかになったニーズは、

③「術前栄養療法」

④「術中出血量減少」

である。

マーケティングとイノベーション「患者編」

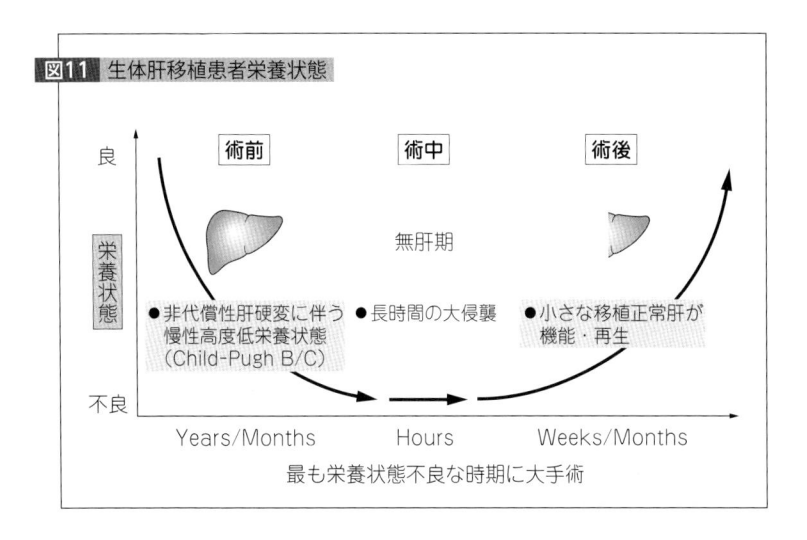

図11 生体肝移植患者栄養状態

術前 ─ 非代償性肝硬変に伴う慢性高度低栄養状態 (Child-Pugh B/C)
術中 ─ 無肝期・長時間の大侵襲
術後 ─ 小さな移植正常肝が機能・再生

縦軸：栄養状態（良〜不良）
横軸：Years/Months　Hours　Weeks/Months

最も栄養状態不良な時期に大手術

25 最も栄養状態が不良な時期に大手術

　図 11 に生体肝移植を受ける患者さんの術前後の栄養状態の推移をシェーマに表してみた。

　おわかりのように、肝移植を受ける患者さんは、ほとんどが非代償性肝硬変（肝硬変の末期で、腹水や黄疸を認める状態）にあり、年単位、月単位で栄養状態が悪化する。術後は、小さな移植正常肝が機能・再生し、週単位・月単位で栄養状態が回復していく。その最も栄養状態が落ち込んだ状態で、肝移植手術という消化器外科手術の中で最大の侵襲を受けるのである。

　また、肝移植後は、免疫抑制剤を用いる。

　どんなに仲の良い親子間でも、どんなに仲の良いご夫婦間でも、移植された肝臓に対して、生体は防御反応としての拒絶反応を生じる。したがって、一卵性双生児以外は、免疫抑制剤を投与しなければ移

植された肝臓の機能が廃絶する。

　そのため、2ないし3種類の免疫抑制剤を投与して、拒絶反応を防ぐのである。

　しかし、免疫抑制剤は、その名のごとく、細菌や真菌、ウイルスに対する生体の防御免疫、すなわち抵抗力も抑制するため、感染症にかかりやすくなる。

　したがって、肝移植患者は、

最も栄養状態不良

最も肝機能不良

最も大侵襲

免疫抑制

易感染

ということになる。

26 | 肝移植患者が感染症にかかりやすい理由

　術前栄養状態不良、術中大量出血、術後免疫抑制剤使用に加え、肝移植患者が感染にかかりやすい大きな理由がある。

　それは、術後のドレーンやカテーテルである。

　外科感染症の領域では、Surgical Site Infection（SSI）といって、手術部位の感染がトピックになっている。これには、手術創などの浅い部位の感染と、腹腔内の臓器を摘出したり、吻合したりした深い部位の感染の2つに大別される。

　肝移植手術の際は、術後出血の早期発見やドレナージ（体内に貯まっているものを、体外に誘導すること）、腹水のドレナージ、胆管吻合部の縫合不全（縫い合わせた箇所に穴が空き、内容が漏れること）発症時のドレナージなどの目的で、腹腔内に2、3本のドレナー

ジチューブを留置する。

　また、術中や術後の輸液、輸血のルートとして、中心静脈カテーテルを頸部または鎖骨下の静脈に留置する。さらに、前腕や手背に末梢静脈カテーテルを留置したり、血液型不適合移植の際には、腸間膜の静脈から術後拒絶反応予防目的でカテーテルを留置したりすることがある。

　このようなドレーンチューブやカテーテルは、生体にとって異物であり、感染の原因になりやすい。

　したがって、肝移植患者は、感染症の「超ハイリスク群」といえる。

　だからこそ、術後感染症の克服が重要になってくるのである。

27　オーダーメード型栄養療法を！

　私が大学に戻った当時、私を含め外科医は術前の栄養療法にあまり関心がなかった。特に問題がなければ紹介医の内科の先生からの処方のままであった。しかし、肝移植患者の栄養状態は、栄養状態のまあまあ良い人から、筋肉量が低下して栄養状態のきわめて悪い人まで一人一人様々であった。

　そこで、考えたニーズが、

⑤「オーダーメード型栄養療法」

である。

　栄養療法の両輪は、「正確な栄養評価」と「適切な栄養療法」である。

　これには、管理栄養士さんの力が不可欠である。

　すなわち、チーム医療である（図12）。

　移植外科医と患者さんだけでは、移植医療は成り立たない。いろ

図12 チーム医療

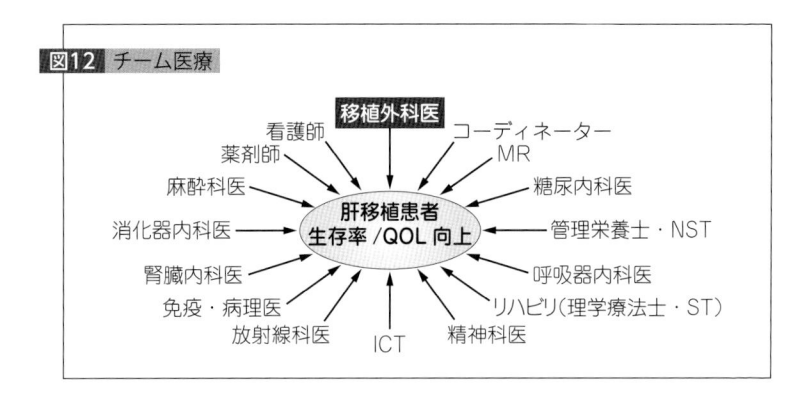

看護師、移植外科医、コーディネーター、薬剤師、MR、麻酔科医、糖尿内科医、消化器内科医 → 肝移植患者 生存率/QOL向上 ← 管理栄養士・NST、腎臓内科医、呼吸器内科医、免疫・病理医、リハビリ(理学療法士・ST)、放射線科医、ICT、精神科医

　んな科の先生、コメディカルの方々、さらにはコーディネーター（移植患者に関わるあらゆる業務をしていただける、移植にはなくてはならない存在）の力があって、初めて肝移植が成功するのである。その結果、生存率の向上や長期的なQOLの向上も図られる。

　そのコンセプトは、「外科医だけでは、限界がある。それぞれの専門家の力を借りてこそ、移植医療が成功する」である。

　中でも、コーディネーターの存在は大きい。

　No music、No lifeならぬ、「No coordinator, No transplant」である。

28 新たな栄養評価法を！

　肝切除と肝移植の違いについて解説する（図13）。

　肝切除は主として肝癌や肝門部胆管癌などの悪性腫瘍に対して行われるが、肝機能が不良であれば、肝切除後に肝不全をきたしてしまうため、肝切除はできない。したがって、Child-Pugh分類という肝機能障害の分類（前述）では、AまたはBの一部である。また、

図13 肝切除と肝移植の違い

	肝臓の状態		栄養療法	栄養評価法
	術前	術後		
肝切除	Child A/B 障害肝だが，手術侵襲に耐えうる肝臓	→ 同様	望ましい	あり
肝移植	Child B/C 手術侵襲を加えてはいけない非代償性肝硬変	→ 正常肝	必要？	？

　肝切除後は当然ながら、肝臓の状態は同様である。このような障害肝の患者さんに対する栄養療法は必要であるし、栄養評価法も報告されている。

　一方、肝移植はどうであろうか？　肝移植の適応は、肝硬変のような良性疾患であれ、肝細胞癌のような悪性疾患であれ、内科的治療や外科的治療ができなくなった疾患である。Child-Pugh 分類でいえば、C または B の一部（一部の肝細胞癌や代謝性疾患を除く）である。我々が学生の頃は、Child-Pugh 分類 C の患者さんに対しては手術してはいけない、とまでいわれていた。そういう患者さんに対して、肝移植という究極の治療を行うのである。

　ただ、移植後は正常な肝臓に置き換わる。すなわち、手術前後で、最も機能の不良な肝臓から、最も機能の良好な肝臓に劇的に変化するのである。

　はたしてこのような状態に対して、どの時期にどのような栄養療法が望ましいのであろうか？　またどのような栄養評価法がよいのであろうか？

通常の栄養状態評価の指標として、BMIという体重を身長の2乗で除したもの（低いと栄養不良）や、アルブミン、総リンパ球数などが用いられる。

　しかし、肝移植患者は、多くは浮腫や腹水を伴うため、見かけの体重が増加する。したがって、BMIが高めとなる。また、アルブミンは、高度肝硬変のため栄養状態と関係なく低下し、さらに低下すると腹水貯留の原因となるため、補充することがある。総リンパ球数は、術前はよいが、移植後免疫抑制剤を使用すると修飾を受ける。したがって、これらの栄養指標は、肝移植周術期の栄養状態を正確には反映しない。

　そこで考えたニーズが、
⑥「新たな栄養評価法」
である。

29　1日3食ではなく、半日3食である

　図14に、病院における1日の食事時間を示す。

　日々の食事と違って、病院食の提供時間の特徴は、朝食がやや遅く、夕食が早いことである。普段の生活で夕食を18時に摂ることはまずない。

　よく、「1日3食」と言うが、はたして本当だろうか？

　じっと図を見てほしい。1日3食ではなく半日3食なのである。

　すると、肝硬変の患者さんは、夜間に、グリコーゲン（肝臓において、ブドウ糖から作られ、蓄えられるエネルギー源）の蓄積が減少し、蛋白の分解や脂肪燃焼が亢進することにより、明け方には飢餓状態となる。

　さらに驚いたことには、「肝硬変患者の1晩の絶食は、健常成人

図14 肝硬変患者の栄養代謝異常

"1日3食ではなく，半日3食である"

| 8 | 12 | 18 | 24 | 8 |

朝食　昼食　夕食　糖新生できない　朝食
　　　　　　　　　蛋白異化・脂肪燃焼亢進

　　4h　　6h　　　　14h

肝硬変患者はグリコーゲン蓄積少　飢餓状態

ニーズ⑦：絶飲食期間の短縮

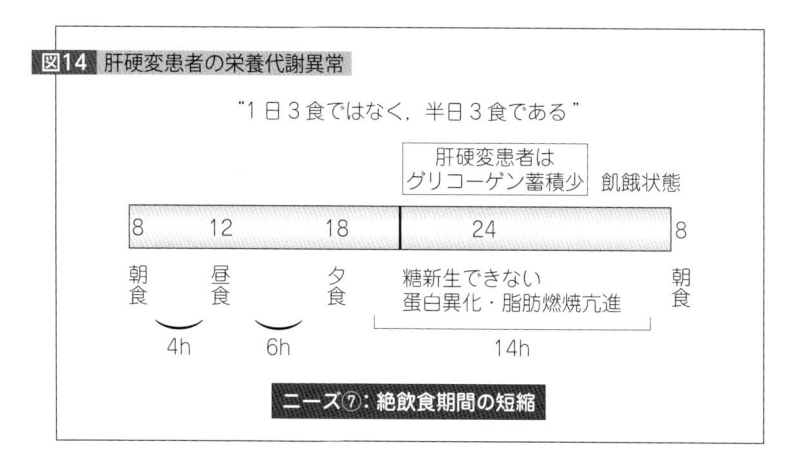

の2〜3日間の絶食に相当する」のである。

　まして、翌日の午前中に内視鏡検査やCT検査があると、朝食も絶食となる。すると、健常成人の4〜5日間の絶食となってしまう。

　これらのことから考えたニーズが、

⑦「絶飲食期間の短縮」

である。

　皆さん、英語で朝食のことは、breakfastだが、この語源をご存じだろうか？

　音節で区切ると、break-fastとなる。Fastとは断食という意味で、breakは破るという意味である。断食を破るから、朝食なのである。

　言葉とはよくできたものである。というより、言葉とは本来、こういうことから生まれてきたのであろう。

30 イノベーションしやすい環境

マーケティングの結果、7つのニーズが明らかになった（図15）。

これら①〜⑦のニーズを踏まえて、いよいよ「イノベーション！」である。

なお、ニーズ④に関しては、丁寧な手術操作や丹念な止血、新たな止血器具の導入によって解決できると思われるため、それ以外のニーズについてのイノベーションを述べる。

皆さん、大学病院に対して、どういうイメージをお持ちであろうか？

高度医療を行っているところ、という良いイメージもあれば、「白い巨塔」にイメージされるように、教授が権威的で部下の意見を聞かない、保守的など、悪いイメージを持っておられる方も多いであろう。

しかし、当科の上本教授は、非常に腰が低く、我々部下の意見を聞いてくれ、相手によって裏表がない方である。また、部下を萎縮

図15 患者さんのニーズ

- ニーズ①：移植後短期成績の向上
- ニーズ②：術後感染症の克服
- ニーズ③：術前栄養介入
- ニーズ④：術中出血量減少
- ニーズ⑤：オーダーメード型栄養療法
- ニーズ⑥：新たな栄養評価法
- ニーズ⑦：絶飲食期間の短縮

させたり、枠にはめたりすることなく、伸び伸びと自由にさせてくれる。子供の頃から、枠にはめられたり、強制されたりするのが嫌いで、自由で伸び伸びとした環境が好きな私にはピッタリだった。

したがって、もちろん事の大小によるが、いろいろ新しいことを始める際、いちいち教授にお伺いを立てて許可を得るのではなく、患者さんに良いと思うことは、自分の判断でどんどん導入できた。

イノベーションしやすい環境に恵まれたといえる。

31 新たな栄養評価法の導入

我々が立てた戦略は、

周術期栄養療法→感染制御→移植後短期成績向上、である（図16）。

前述のように、栄養療法の両輪は、「正確な栄養評価」と「適切な栄養療法」である。

そこで、何かよい栄養評価法はないかな？　と日々考えていた。

当院には、疾患栄養治療部という管理栄養士さんが所属する部署がある。2007年12月頃、肝移植患者の栄養管理のことで相談に行った際、以前より糖尿病患者を中心に InBody720® (Biospace社) と

図16

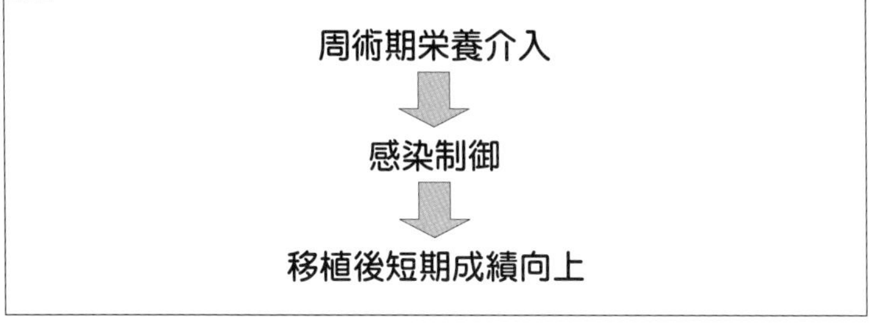

周術期栄養介入
⇩
感染制御
⇩
移植後短期成績向上

いう体成分分析装置を用いて、栄養評価を行っていたことがわかった。

「よし、この装置を肝移植患者の栄養評価に使おう！」とひらめいた。

この装置を用いると、細胞内水分と総タンパク量の和で、栄養状態の優れた指標とされる体細胞量や骨格筋量、体脂肪率などいろんな栄養パラメーターが約1分半で測定できるのである。私もモデルになってやってみたが、いとも簡単に私の体を分析してくれた。ちなみに私は肥満でもサルコペニア（後述）でもなく、体脂肪率も正常範囲であった。

早速、2008年2月から、肝移植患者の入院予定が決まったら管理栄養士さんに連絡し、InBody720®での測定を開始するシステムを作った。このデータを元に、各患者の栄養状態に応じたオーダーメード型栄養療法を行うことが可能になったのである。

さらに、入院時血液検査にて、新たに rapid turnover protein（半減期の長いアルブミンなどと異なり、半減期が短いため、栄養状態の短期変動の指標となる）であるプレアルブミンや分岐鎖アミノ酸とチロシン（芳香族アミノ酸の一種）の比、亜鉛等を測定するようにした。

32 肝移植とサルコペニア

最近、国内、海外を問わず、栄養関連の学会では、サルコペニアが注目されている。

サルコとはラテン語で筋肉のことで、ペニアは減少する、という意味である。

したがって、サルコペニアとは、筋肉量の減少や筋力の低下した

状態を意味する。

　狭い意味では、加齢による筋肉量の減少のことを表すが、広い意味では、いろんな原因による筋肉量の低下を含む。たとえば、活動性の低下、いわゆる廃用や、栄養状態の低下、臓器不全や高度侵襲、癌などの腫瘍による筋肉量の低下などがある。

　それでは、非代償性肝硬変にある肝移植患者はどうであろうか？

　浮腫や腹水が多いと、動きにくくなり、寝たきりになる─→活動性の低下

　低栄養である─→栄養状態の低下

　肝不全である─→臓器不全

　と、サルコペニアの原因を多く有している。

　しかし、これまで肝移植におけるサルコペニアの意義は不明であった。

　そこで我々は、体成分分析装置を用いて骨格筋量を測定し、骨格筋量が低下している群（サルコペニア群）と低下していない群（非サルコペニア群）の2群に分類して、移植後生存率を比較してみた。

　すると、驚いたことに、サルコペニア群は、非サルコペニア群より、統計学的に有意に生存率が不良であった（図17）。

　新たなニーズが目の前に現れた。

⑧骨格筋量の回復

　である。

　そこで、術前からのリハビリを導入した。

　主に、呼吸筋訓練、嚥下機能評価、理学療法である。

　呼吸筋訓練は、術後に痰を出しやすくするためであり、痰が詰まって無気肺という状態になると、呼吸状態が悪化するのみならず、肺炎の原因になる。

　嚥下機能評価とは、のどのゴックンする機能を評価することである。この機能をきちんと評価せずに食事を開始すると、誤嚥性肺炎

図17 入院時骨格筋量と生存率

```
Percent survival
非サルコペニア群
サルコペニア群

No. at risk
サルコペニア群    47        21        11
非サルコペニア群  77        55        27
```
(Kaido, et al. Am J Transplant. 2013)

ニーズ⑧：骨格筋量の回復

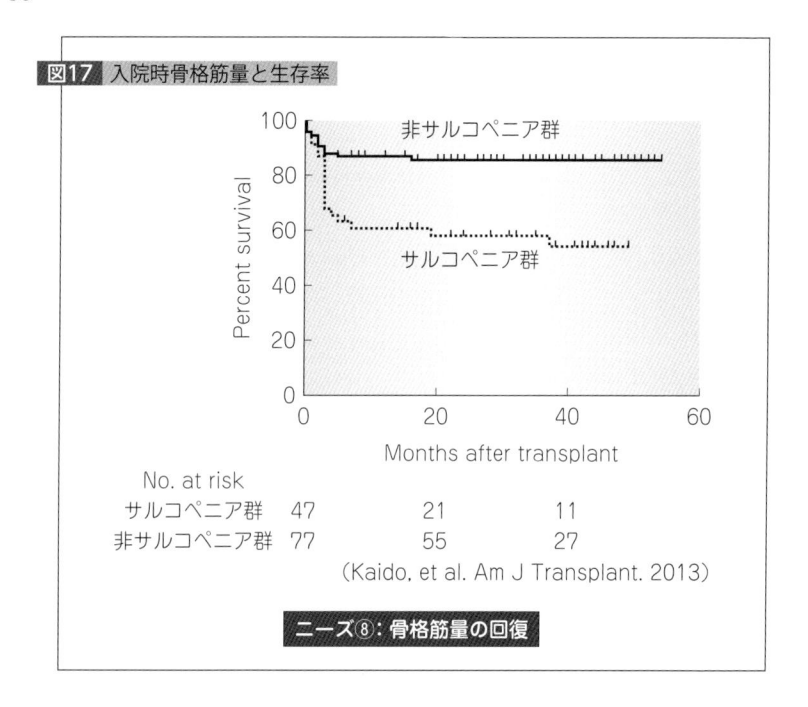

の原因になる。さらに、術前から関与してもらうことで、術後評価の際に術前と比較できるため、より正確な評価ができるのではないか、と考えた。

　理学療法は、主として四肢のリハビリで、早期離床を目的としている。

　最近、外科手術における、術後回復強化プログラム（Enhanced Recovery After Surgery：ERAS）という概念が広まっている。これは、複数の有効性が証明されているエビデンスを組み合わせ、患者さんの早期回復、術後合併症の減少、在院日数の短縮、コスト削減を目的に、北欧で提唱された概念である。術後早期回復を目指して、術前から介入するのである。

なお、最近は、術前からのリハビリを、前を表す pre とリハビリの rehabilitation を組み合わせて、Prehabilitation というそうである。

33 | できない理由より、できる理由を探してやってみよう！

ERAS プロトコールは 17 項目からなっている（図 18）。
これを時系列で、わかりやすい言葉で紹介する。

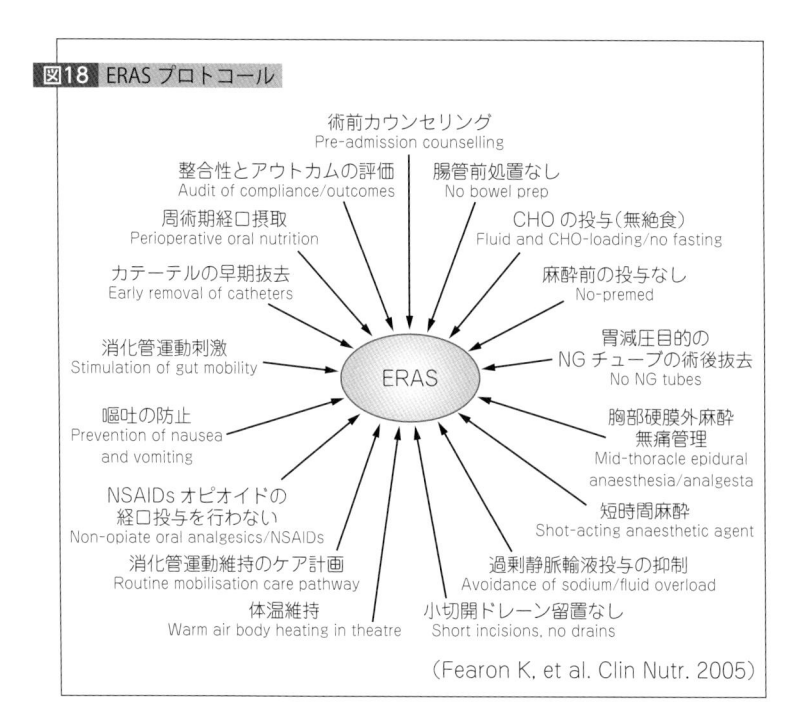

図18 ERAS プロトコール

- 術前カウンセリング / Pre-admission counselling
- 整合性とアウトカムの評価 / Audit of compliance/outcomes
- 腸管前処置なし / No bowel prep
- 周術期経口摂取 / Perioperative oral nutrition
- CHO の投与（無絶食） / Fluid and CHO-loading/no fasting
- カテーテルの早期抜去 / Early removal of catheters
- 麻酔前の投与なし / No-premed
- 消化管運動刺激 / Stimulation of gut mobility
- 胃減圧目的の NG チューブの術後抜去 / No NG tubes
- 嘔吐の防止 / Prevention of nausea and vomiting
- 胸部硬膜外麻酔 無痛管理 / Mid-thoracle epidural anaesthesia/analgesta
- NSAIDs オピオイドの経口投与を行わない / Non-opiate oral analgesics/NSAIDs
- 短時間麻酔 / Shot-acting anaesthetic agent
- 消化管運動維持のケア計画 / Routine mobilisation care pathway
- 過剰静脈輸液投与の抑制 / Avoidance of sodium/fluid overload
- 体温維持 / Warm air body heating in theatre
- 小切開ドレーン留置なし / Short incisions, no drains

（Fearon K, et al. Clin Nutr. 2005）

> 入院前：術前カウンセリング（禁酒・禁煙などの指導、退院条件提示など）
> 手術前：絶飲食期間短縮、炭水化物摂取、腸管前処置なし、麻酔前投薬なし
> 手術中：小さな切開創・低侵襲・短時間麻酔、過剰輸液の抑制、ドレーン留置なし
> 手術後：硬膜外麻酔による無痛管理、過剰輸液の抑制、胃管留置なし、カテーテル早期抜去、早期離床、消化管運動刺激、早期経口摂取

確かにいずれも、患者さんの利益になりそうだし、早期回復に良さそうである。

これらは、当初提唱された大腸手術の領域では比較的導入しやすいと思われる。

はたして肝移植ではどうだろうか？

肝移植を受ける患者さんは、

> 手術前：肝硬変に伴う低栄養、筋肉量低下、比較的長い術前絶食期間
> 手術中：大きな切開創、高度侵襲、長時間麻酔、多量輸液、多種のドレーン留置
> 手術後：大量腹水を補うための多量輸液、胃管留置、カテーテル長期留置、早期離床困難、経口摂取遅延

などなど、早期回復阻害要因ばかりなのである。

すなわち、「肝移植は ERAS と対極にある！」

「だから、肝移植には ERAS プログラムは導入できない！」

とは、私は思わなかったのである。

「だからこそ、導入の余地がある！」 と思ったのである。

よく引用されるたとえ話を紹介する。

靴メーカーの営業マン2人が、部長からアフリカで靴（またはシューズ）が売れるかどうかマーケティングに行くよう命じられた。会社に戻って、2人はこう言った。

営業マンA「部長、アフリカでは売れません。だって、みんな裸足で、靴を履いていませんから。」

営業マンB「部長、アフリカは有力な市場です。だって、みんな裸足で、靴を履いていませんから。」

どうだろう？　2人の報告の後半は全く同じであるが、前半、すなわち結論は全く逆である。

ものの見方、ネガティブ思考とポジティブ思考の違いである。

さらに、私が尊敬する、元伊藤忠商事取締役会長で、民間からは異例の中国大使を務められた丹羽宇一郎氏の言葉を紹介する。

部下が上司から、新たな仕事やプロジェクトを提示された時の反応に対する言葉である。

「エリートは、できない理由は100でも考える。

できる理由を1つでも考えてやってみろ！」

いわゆる頭の良い人は、新しいこと、困難なことはやりたくないのである。なぜであろうか？

変えない方が楽だからである。物事を変えるにはエネルギーが要るからである。

しかし、無理だ、ダメだ、困難だ、と思っていても、一つぐらいとっかかりはあるものである。そこから糸口を見つけていけば、どんなに困難に見える仕事やプロジェクトも、うまくいくかも知れないのである。

大きな氷山も小さな割れ目から裂けていく、大きな岩も水一滴から穴が空いていく。

私は、エリートでも何でもなく、田舎出身の普通の男である。

「肝移植に応用できるところから導入しよう！」と、自然に思った。

34　手術前夜からの絶飲食は間違い！

　前項の ERAS プロトコールの中に、周術期経口摂取という項目がある。
　これまで、手術前日は夕食を食べ、22時の消灯以降は、固形物はもちろん、水分も禁止！　というのが常識であった。
　しかし、欧米から、clear fluid という、水、ミルクを含まないコーヒー・紅茶などのさらさらした水分を摂っても、1時間以内に胃から排出されるというデータが報告された。
　したがって、**手術前夜からの絶飲食は間違い！**　なのである。
　このようなエビデンスが発表されると、欧米では、すぐに実行に移される。
　米国やカナダ、イギリス、ノルウェーなどの麻酔科学会では、術前の絶飲食ガイドラインを変更した。
　すなわち、特に通過障害のない患者さんに対しては、「水、ミルクを含まないコーヒー・紅茶、果肉を含まないフルーツジュースなどは、手術室に向かう2時間前までOK、固形物は同じく6時間前までOK」という風に、方針を変更したのである。

35　たまたま出会った経口補水療法

　そこで導入したのが、経口補水療法である。
　言い換えれば、"飲む点滴"である。
　私と経口補水療法との出会いを紹介する。

きっかけは、偶然聞いたランチョンセミナーである。2010年2月第25回日本静脈経腸栄養学会（JSPEN）が千葉の幕張メッセで開催された。その2日目である2月26日（金曜日）のランチョンセミナー（昼食の時間に、お弁当を食べながら、講師の先生の話を聞く会）で、私はあるランチョンセミナーを受講しようと考えていた。しかし、当日朝寝坊し、会場に着いたのが10時半過ぎであった。外科の会ならまだチケットが売れ残っている時間であるが、さすがJSPENの参加者、特に管理栄養士さんや看護師さんは、みな熱心である。その聞きたかったランチョンセミナーのチケットはすでに売り切れていた。そこで、仕方なくまだチケットが売れ残っていた術前経口補水療法についてのランチョンセミナーを聞くことにした。

　しかし、その話を聞いて、目からウロコが落ちた。

　小腸粘膜には、共輸送体というナトリウムとブドウ糖を吸収するポンプがあり、この際同時に水分も吸収される。この吸収効率は、両者の比率で決まるのだが、OS-1®（大塚製薬工場）という製品は水分吸収が良好になるような比率で配合されているそうである。また激しい下痢の時でも共輸送体は機能維持されているため、アフリカではコレラに罹患した患者さんに、点滴代わりに飲んでもらっているそうである。この製剤を用いれば、手術予定の患者さんは2時間前まで水分摂取ができるのである。

　「術前経口補水療法って、なんて素晴らしいのだろう！　これなら患者さんの利益になる！」

　もし朝寝坊していなかったら、もし本命のセミナーのチケットが売り切れていなかったら、もしこの学会に参加していなかったら、経口補水療法とは出会わなかったであろう。残り物に福、とはよくいわれることだが、まさにそうであった。偶然出会ったところにも、術前経口補水療法との縁を感じる。

　こういうことは、人生においてもあるのではないだろうか？

36 やるならspeedyに！

　たまたま聞いた術前経口補水療法を、絶対に当院でも導入しようと心に決めて京都に戻った。早速翌週の火曜日に麻酔科の福田和彦教授にお電話し、面会の時間をいただいた。術前経口補水療法に関する資料を持って、その有用性を説明した。拒否されるかビクビクしながら説明したが、教授の答えは意外なものだった。
　福田教授「いいですよ！」
　海道「ありがとうございます！」
　嬉しかった。感謝の言葉を述べ、その足で、自動販売機でOS-1®を買って、肝移植ドナー（肝臓の一部を提供する側）のもとに向かった。当科では、水曜と金曜が手術日なので、水曜移植のドナーは前日の火曜に入院される。したがって、火曜は手術前日になるわけである。
　ドナーにOS-1®を手渡しながら、「水やお茶またはOS-1®を、晩ご飯以降、朝6時半までに飲んで下さい」と説明した。
　翌朝、感想を聞くと、のどの渇きが癒された、と好評であった。
　振り返ると、金曜に幕張メッセで術前経口補水療法の話を聞いて、4日後の火曜に行動を起こしたことになる。
　良いことは「やるならspeedyに！」である。

37 良い連鎖は広がる！　Give & Give！

　元来、生体肝移植のドナーは健康な人である。逆に言えば、健康な人でないと生体肝移植のドナーになれない。
　我々も、夜22時から翌朝8時頃まで水分が摂れないとストレス

である．まして，手術前日は緊張でのどが乾くだろう．このような状態において，飲水できることの喜び，安心は想像に難くない．

結局，術前夜からの絶飲食は，麻酔科医の強い希望ではなかったのである．じゃあ，どうして変わらなかったのか？　外科系の医師が勉強不足で，声をあげなかったからである．

そのために，これまで何十年にわたり，消化管の通過障害や特別の理由がある患者さんを除いて，手術を受ける患者さんのほとんどは，不必要な術前絶飲食を強いられてきたわけである．

麻酔科教授の了解を得たので，2010年3月からドナー手術に導入を開始した．4月からレシピエント手術へも導入した．すると，院内でも輪が広がり，秋頃から消化管外科や呼吸器外科でも，術前経口補水療法を導入するようになった．

「良い連鎖は広がる」である．

また，患者さんへの説明用パンフレットも，自分でパソコンで作成した．

他科の先生もそれを使っていただけるよう，京大病院の電子カルテ内に入れ，誰でもアクセスできるようにした．

よく「Give & Take」というが，そんなケチなことは言わない．
「Give & Give」である．

38 外科医にはない発想

さらに広く導入しようと，有害事象がなかったというデータを持って，福田教授と再度面談し，2011年4月からは，当科の全ての手術に導入した．

この流れが広まり，また2012年7月に日本麻酔科学会の術前絶飲食ガイドラインが改訂されたこともあり，現在では京大病院全体

で原則「**術前 2 時間前までの水分摂取可、術前夜 24 時までの経口摂取可**」となった。

　患者さんは、手術前夜から絶飲食と思っておられる方が多く、手術 2 時間前まで水分が飲めると説明すると喜んでくれる。

　その後、外科系各科にアンケートを行ったところ、「午後の手術の時は、従来は点滴を行っていたが、手術の 2 時間前まで経口補水を行うことで、点滴ラインの確保が不要になった」との回答が多く見られた。

　通常、点滴ラインの確保は、医師か看護師がする。また点滴も針なので、患者さんは痛い。

　結局、点滴代わりの**経口補水療法**は、**患者さん**にも、**医師**にも、**看護師**にも良いことばかりなのである。

　したがって、**導入をためらう理由はどこにもない。**

　肝胆膵移植外科担当の管理栄養士さんには、私が作ったものよりもきれいな術前経口補水療法のパンフレットを作っていただき、その意義や飲み方、飲む時間等、患者さんに説明してもらった。

　また、京大病院の食事オーダーシステムを改良して、ドナー用、肝切除患者用など、多種の術前経口補水食という食事セットを追加してもらった。感謝感謝である。

　さらに、管理栄養士さんには 2009 年 4 月に新たなドナー術後食も考案していただいた（図 19）。昼食に日替わりで、牛丼やお好み焼き、ひつまぶし、カレーライスなどが出てくる、斬新なアイデアである。

　入院患者にとって、食事は楽しみである。このメニュー表を見ると、食欲もわき、早期回復につながるのではないだろうか？

　我々外科医にはない発想である。

図19 新たな術後ドナー食

術後	2日目	3日目	4日目	5日目	6日目	7日目	8日目	9日目	10日目
曜日	日	月	火	水	木	金	土	日	月
朝食	5分粥	全粥	常食	常食	常食	常食	常食	常食	常食
昼食 (+小鉢, 吸い物, アルジネード)	5分粥	雑炊	牛丼	お好み焼き	ちらし寿司	カレーライス	ひつまぶし	中華丼	ちらし寿司
夕食	5分粥	全粥	常食	常食	常食	常食	常食	常食	常食

39 外科医も術前・術中経口補水療法！

　消化器外科、特に肝胆膵移植外科の手術は、手術時間が長いことが多い。

　したがって、一旦手術着に着替えて、手洗い（手指を洗って、消毒すること）をし、清潔ガウンを着たら、手術開始から終了まで、ずっと手術台に向かっている。

　成人に対する生体肝移植の場合、短くても12時間、長ければ24時間ぐらいかかることもある。

　さらに、病院によって異なるが、当科の肝移植手術の原則は、"先発完投"である。すなわち、手術のパーツごとに術者が変わるのではなく、原則として、最初から最後まで、一人の術者が途中降板することなくやり遂げるのである。

　したがって、開腹から閉腹まで、ずっと同じ術者が執刀する。飲まず、食わず、トイレ行かずである。

　自分が術者の時は、アドレナリンが分泌され、楽しく手術できる

ためそうでもないのであるが、第一助手や第二助手、第三助手の時は、手術時間が長く感じることがある。

　肝移植手術は、患者の肝臓を摘出し、ドナーから切除した肝臓を移植し、肝静脈と門脈を吻合した後に、肝動脈を吻合する。当科では、この吻合は"少女隊"ならぬ"動脈隊"という専門のチームがいるため、この間、約1時間休憩ができる。

　それでも、執刀から約6、7時間は、飲まず、食わず、トイレ行かずである。

　したがって、どうしても脱水状態となり、のどが渇く。

　そこで、私は、手術の前に 500 mL の経口補水液を半分飲み、動脈吻合の際に、残り半分を飲むようにしている。

　そうすると、術中、口渇を覚えることが少なく、脱水状態にならない気がする。

　つまり、「外科医にとっても術前・術中経口補水療法は有用」なのである。

40 感染制御のためのイノベーション① 術後早期経腸栄養

　当科における感染制御に関する最近のイノベーションを2つ紹介する。

　先ほども述べたが、ERAS プログラムの中に、「周術期経口摂取」という項目がある。

　これは、術前のみではなく、当然術後も当てはまる。

　ヨーロッパの静脈経腸栄養学会である ESPEN のガイドラインでも、手術後24時間以内の経口摂取を強く推奨している。

　腸を使わないと、腸の粘膜が萎縮する。腸の粘膜が萎縮すると、バリアー機能が破綻し、腸内細菌が血管中に侵入しやすくなり、肝臓

から全身に回ることがある(bacterial translocation という)。したがって、早期経口摂取は栄養補給のみならず、腸管のバリアー機能維持のためにも重要なのである。

肝移植の場合、手術が終わるのが夜中になり、術後は、通常人工呼吸器を装着したまま ICU に入室する。

翌日、胸部 X 線写真や血中酸素濃度、二酸化炭素濃度等を測定し、呼吸状態に問題なし、と判断されれば抜管する。

大学によっては、移植後 2、3 日人工呼吸器を装着しているところもある。

したがって、いくら ERAS で早期経口摂取を推奨されても、経口摂取できない。

そこで我々は、肝移植手術中に、小腸(空腸)に腸瘻チューブを挿入し、そのチューブを通して、術後栄養剤を投与してきた(経腸栄養という)。

これなら、気管内挿管中であっても、鎮静剤で眠っている状態であっても、腸管は食事を摂取しているのと同じ状況になる。

近年、外科手術のいろいろな領域で術後早期経腸栄養の有用性が報告されており、当科でも、2000 年代初頭から術後経腸栄養を行い、一定の効果を上げてきた。

ただ、私は、その方法と栄養剤に疑問を感じた。

術後 1 日目は 5% のブドウ糖液を投与し、術後 2、3 日目から脂肪を全く含まず、残渣がない炎症性腸疾患でよく用いられる消化態栄養剤を薄い濃度から徐々に濃くして投与していた。

腸管を使用するという意味ではそれでよいのであろうが、前述のように、ブドウ糖だけでは、水分吸収効率が悪い。ナトリウムとブドウ糖が良い比率で配合されていると、水分が効率よく吸収されるのである。

また、健康な人は、糖を分解して主たるエネルギー源としている

が、非代償性肝硬変になってくると、グリコーゲンが減少し、インスリン抵抗性という糖を利用しにくい状況になるため、主として脂肪が最大のエネルギー源となる。

　肝移植を行って肝臓を正常な肝臓に置き換えても、全身の栄養代謝はすぐには健康な人のようには戻らないのでは？　と思い、むしろ脂肪や残渣を含んでいた方がよいのでは、と考えた。

　さらに、我々外科医が、移植後感染症の克服が重要だ、と話していると、当科担当の管理栄養士さんが「それなら今度、抗炎症作用を有する免疫調整栄養剤が発売されましたので、使ってみませんか？」と紹介してくれた。早速、抗炎症作用を有するホエイペプチドを多く含有し、糖質に二糖類であるパラチノースを使用した免疫調整栄養剤（MEIN®、株式会社明治）を使うことにした。患者さんに良いことなら、すぐに採用するのが私のポリシーである。

　さらに、いろいろ勉強すると、経腸栄養は、白湯とか5％ブドウ糖などではなく、最初から経腸栄養剤をゆっくりとしたスピードで投与するのがスタンダードであることがわかった。

　そこで、術後経腸栄養のプロトコールを大きく変更した。移植翌日の朝または昼から、5％ブドウ糖ではなく、免疫調整栄養剤の投与を開始することとした。また、ESPENのガイドラインでも、術後感染症のリスクを下げると書いてあるシンバイオティクス〔腸に有益な菌であるプロバイオティクス（ヤクルト400®、ヤクルト）と菌の餌であるプレバイオティクス（GFO®、大塚製薬工場）を同時に投与すること〕を移植翌日の朝から開始した。

　その後、抗炎症作用を有するホエイペプチドを多く含有する免疫調整栄養剤を用いた群と従来の栄養剤の群で、移植後菌血症発症の率を比較すると、ホエイペプチドを多く含有する免疫調整栄養剤を用いた群で、有意に移植後菌血症の発症が抑制された。

　経腸栄養剤の威力はすごいなあと思った。

41 感染制御のためのイノベーション②　プロカルシトニン測定の導入

どんな仕事でも、問題意識を持つことは重要である。

また、問題意識を持っていると、「気づき」がある。

これまで述べてきたように、移植後の感染症の制御は重要な課題であり、何とかして克服したいと思ってきた。

3年ぐらい前であろうか、何かの本を読んでいて、プロカルシトニンという細菌感染症の際に上昇するバイオマーカーがあることを知った。

これを肝移植周術期管理に使えないか？　と考えた。

すでに、各種栄養パラメーターを肝移植の周術期に経時的に測定していたので、同じタイムスケジュールでプロカルシトニンも測定することにした。

医学の世界では、1例1例の結果で判断するのではなく、ある程度症例数がまとまった上で統計解析することが重要である。

そのような手法を用いなければ、客観的なことは言えないのである。

そこで、2年以上、コツコツと測定し、測定症例数が100例を超えたところで、解析してみた。

すると、以下のような事がわかった。

1）肝移植後には、細菌感染の有無にかかわらず、一過性に上昇すること（非特異的上昇）
2）ウイルス性感染症の際は上昇せず、菌血症のような重症細菌感染症で有意に上昇すること
3）急性拒絶反応の時は上昇しないこと
4）菌血症を発症しても、生存例は徐々に低下するが、死亡例では、有意に高値であること

図20 移植術後管理のジレンマ

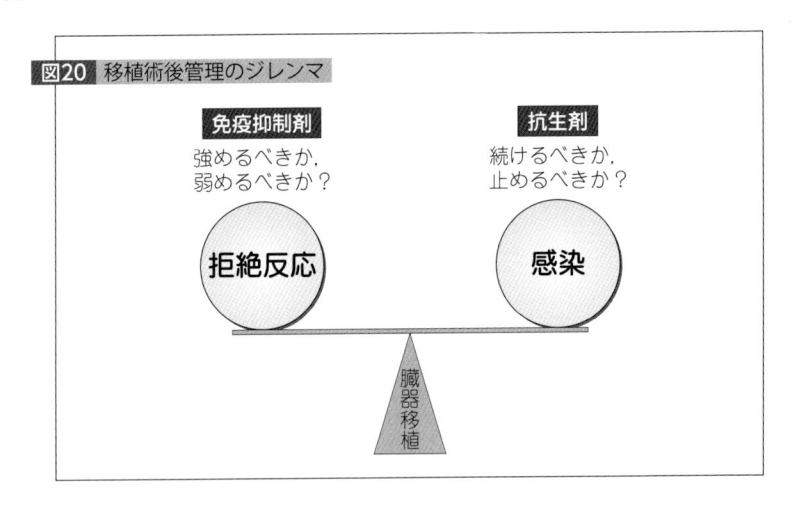

免疫抑制剤 — 強めるべきか，弱めるべきか？ — 拒絶反応

抗生剤 — 続けるべきか，止めるべきか？ — 感染

臓器移植

5）統計的に、この値を超えると菌血症と強く判断でき、この値を下回ると感染症ではない、というカットオフ値があること

さらに、移植術後管理のジレンマとして、拒絶反応と感染症の問題がある（図20）。

これらに対する治療は正反対で、このさじ加減を誤ると、患者さんの命に関わることになる。

拒絶反応だと考えて免疫抑制剤を強めれば、感染症が起きやすくなるし、感染症だと考えて免疫抑制剤を弱めれば、拒絶反応が起きやすくなる。

通常の外科手術においては、手術の成功・失敗がその後の経過を決めてしまうといっても過言ではない。

しかし、移植手術は違う。

手術はもちろん大事だが、100％完璧な手術を行っても、周術期管理如何でその後の経過が決まってしまうのである。

そこで、感染や拒絶反応の早期診断、鑑別、早期治療が求められるわけである。
　現在、この解析で得られた結果を用いて、目の前の患者さんのベネフィットとなるよう、プロカルシトニンを細菌感染症と拒絶反応の鑑別に役立てている。

もし大学病院の外科医がビジネス書を読んだら

マーケティングとイノベーション「外科医編」

42 部下のニーズを満たす最良の方法は、上司のニーズに応えることである

次に、「外科医編」である。
一般的に上司のニーズとは、どんなニーズであろうか？
いくつか考えてみた。

1. Activeな組織作り
2. 部門の着実な成果
3. 新たな発想
4. 人材育成
5. ポリシーの浸透
6. 仕事を頼める部下

などであろうか？
一方、部下のニーズとは、どんなニーズであろうか？
これも、いくつか考えてみた。

1. 自分を認めてほしい、ほめてほしい
2. 好きな仕事を与えてほしい
3. 活躍の場を与えてほしい
4. 気持ちよく働かせてほしい
5. プライベートの時間もほしい
6. 給料を上げてほしい

などがすぐに思いつく。

こうしてみると、やはり上司のニーズは、大局的で、前向きである。

一方、部下のニーズは、すべて「ほしい」であり、要求である。

部下は気楽なのである。

しかし、上司は常に部下を見ている。

部下は「ほしい」と要求する前に、ちゃんと上司の要求に応えているであろうか？

私は、**部下が自分のニーズを満たす最良の方法は、まず上司のニーズに応えること**だと思う。

上司のニーズにちゃんと応える部下は可愛いし、認めるし、ほめるし、活躍の場も自ずと与えられる。また、そういう部下は、気持ちよく働き、好きな仕事をでき、プライベートの時間も捻出して人生を楽しむことができるであろう。

よく「**良い部下は良い上司になる**」といわれる。

「良い部下」は上司のニーズが理解できるから、すでに「良い上司」の資質を持っているという意味であろう。

43 外科医のニーズとは？

次に外科医のニーズについて考えてみた。

以下の 6 つのニーズが頭に浮かんだ（図 21）。

1. 手術したい
2. 手術が上手くなりたい
3. 学会発表や論文作成したい
4. プライベートの時間もほしい
5. 給料を上げてほしい

図21 外科医のニーズ

- ニーズ①：手術したい
- ニーズ②：手術が上手くなりたい
- ニーズ③：学会発表や論文作成したい
- ニーズ④：プライベートの時間も欲しい
- ニーズ⑤：給料を上げて欲しい
- ニーズ⑥：楽しく仕事したい

6．楽しく仕事したい

1、2は外科系の医師に共通のニーズであり、3は医師や研究者に共通のニーズである。4から6はすべての職種の方に共通のニーズである。

イノベーションとはいえないかも知れないが、これらのニーズに対する、当科ならびに私の方針、ポリシーを紹介する。

P. F. Drucker's management principle applying at medical scene

もし大学病院の外科医がビジネス書を読んだら

「手術したい」「手術が上手くなりたい」に対するイノベーション

44 生体肝移植ドナー手術

　生体肝移植手術には、臓器を提供する側のドナー手術と臓器の提供を受ける側のレシピエント手術がある。

　生体肝移植手術というと、外科医の間でも難易度が高く、特別な手術と思われている。私も、2007年に肝移植に携わるまではそう思っていた。

　しかし、ドナー手術は、移植する肝臓の部位によって、外側区域グラフト採取術、左葉グラフト採取術、右葉グラフト採取術、後区域グラフト採取術に分けられるが、基本的に肝臓外科の手術である（図22）。

　ただ、肝臓外科の代表的な手術である肝細胞癌や転移性肝癌に対する肝切除と決定的に異なる点がある。

　それは、通常の肝切除であれば、癌が存在する方の肝臓は切除し、病理検査に提出するだけであるが、ドナー手術の場合は、切除された肝臓はレシピエントに移植されるのである。つまり、どちらの肝臓も残るわけである。

　したがって、肝臓に流入する肝動脈や門脈、肝臓から流出する肝静脈や胆管、さらに肝臓の切離面に露出するグリソン鞘（肝動脈、門脈、胆管が一緒になって走行する鞘状の構造物）や肝静脈の枝を切

図22

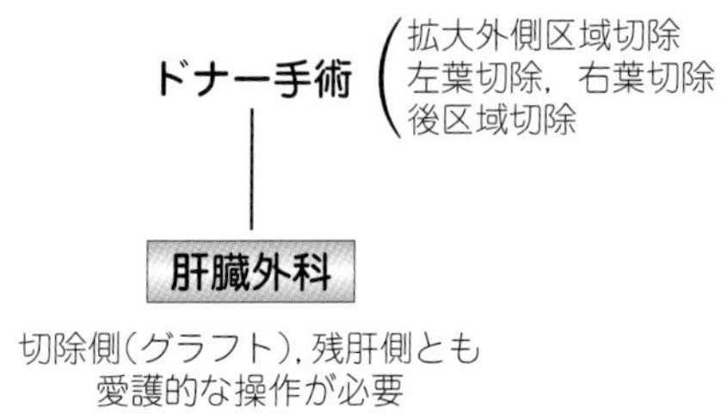

```
                ┌ 拡大外側区域切除
ドナー手術 ┤ 左葉切除, 右葉切除
                └ 後区域切除
    │
【肝臓外科】

切除側（グラフト），残肝側とも
愛護的な操作が必要
```

離する場合は、どちら側に対しても丁寧かつ愛護的な操作が要求される。

特に、グラフト採取時の操作による肝動脈の内膜剥離や胆管の虚血は、レシピエントの移植後合併症に直結するため、注意深い操作が必要である。

しかし、この点さえ気をつければ、**肝臓外科の修練を経た外科医ならドナー手術ができるのである。**

45 生体肝移植レシピエント手術

一方、レシピエント手術は確かに難しい。

まず、患者さんは、これまで述べてきたようにほとんどが非代償性肝硬変の状態にあるため、凝固能が低下しており、側副血行路とよばれる大小多数の血管が肝臓の周囲を走行している。

したがって、通常の肝切除ならば出血しないような箇所でも容易に出血するし、一旦出血したらなかなか止まりにくい。

また、肝臓を摘出するのみならず、ドナーから採取したグラフトを移植し、血管や胆管を吻合（糸で縫ってつなぐこと）しなければ

図23

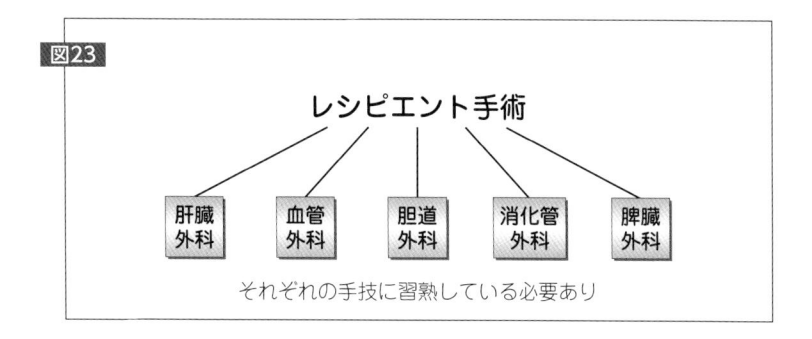

レシピエント手術
- 肝臓外科
- 血管外科
- 胆道外科
- 消化管外科
- 脾臓外科

それぞれの手技に習熟している必要あり

ならない。胆管の再建法には、胆管同士をつなぐ胆管胆管再建と、胆管と小腸をつなぐ胆管空腸再建の2種類がある。

さらに、C型肝炎による肝硬変の場合や、当科では門脈圧が高い場合などには、脾臓も摘出する。

したがって、レシピエント手術は、肝臓外科、血管外科、胆道外科、消化管外科、脾臓外科の要素からなり、それぞれの手技に習熟している必要がある（図23）。

しかし、血管外科を除き、これらは通常の消化器外科の修練を経ていれば、会得している手技なのである。静脈と門脈の吻合は、定型的な手技なので、実際見て覚えたらよい。

もちろん、門脈血栓症例や、高度癒着症例など、難易度の高いケースもある。しかし、**定型的なケースであれば、レシピエント手術は決して難しくないのである。**

46 外科医は皆、手術が好き！手術したい！

私が2001年まで大学病院にいた頃は、上級医（教授、准教授、講師）しか手術機会がなかった。これが大学病院の常識であった。

外科医となって 20 代にいろんな手術を覚え、腕に自信を持った頃に大学院に帰学した。その後はしばらく臨床を離れ、研究生活に入り、再び 30 代半ばで病棟勤務となった。しかし、助教であったため執刀の機会はなく、第一助手を務める日々であった。もちろん、助手をしていても勉強になることは多々あった。しかし、外科医なので、執刀したかった。
　でも、これが大学病院の常識、定めだと思って自分を納得させていた。
　しかし、このようなシステムを見ていて、これからの若い先生は外科に魅力を感じるだろうか？
　「外科医は皆、手術が好き！手術したい！」
のである。
　たとえ、大学病院勤務であっても、若い人にも執刀の機会を与えるべきではないか？　すると、同じ病棟業務をするのでも、時々執刀の機会があれば、外科医のモチベーションは向上するのである。
　だから私は、**外科医に共通するそのシンプルな気持ちを大事にしてあげたい**と思っている。

47　Sustainable な肝移植医療を作るには？

　皆さん、ロハスという言葉を聞かれたことがあると思う。
　これは、Lifestyles of Health and Sustainability の略である。
　私は、この中の sustainability（持続可能性）がキーワードであると思う。
　すなわち、一時的ではなく、長期的な安定したシステム作りにおいては、常に sustainability を念頭におく必要があるのである。
　それでは、肝移植における sustainability 実現の必要条件は何で

図24

肝移植：高度かつハードな医療

- 手術の標準化
- 労働環境の改善
- チーム医療

安定して持続可能なシステムの構築

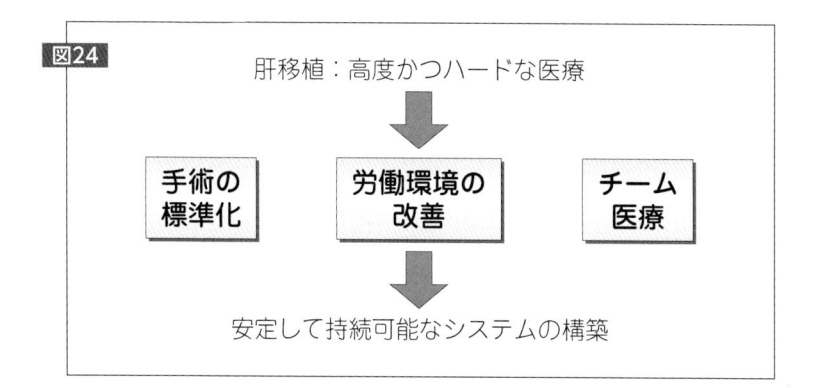

あろうか？

　私は、肝移植という高度かつハードな医療における sustainability 実現の必要条件は、手術の標準化、労働環境の改善、そしてチーム医療であると思う（図24）。

　それらの実現によって、安定して持続可能な肝移植システムが構築されると考える。

48 "誰でもできる肝移植"は可能か？

当科の手術方針を紹介する。

1）一人のスーパーマンより、多くの「肝移植ができる外科医」を！

　つまり、一人飛び抜けて上手な外科医を養成するのではなく、技量を見定めながら、多くの「肝移植ができる外科医」を養成する、というものである。

　これは、当科のような high volume center だからできることかも知れないが、外科医にとってはこんなに嬉しいことはない。モチ

ベーションアップにつながる。

　もちろん、若い外科医が執刀の際は、患者さんに不利益がないよう教授または指導医が第一助手となり、適宜サポートし、手術の質を担保する。

2）誰がやっても同じ手術

　これは、言い換えれば、肝移植手術の標準化である。マクドナルドがどこのマクドナルドで食べても同じ味のように、吉野家の牛丼がどこの吉野家で食べても同じ味のように、術者が変わっても「京都大学の肝移植」ができるように指導している。

　そのためには、自分が手術に入っている時はもちろん、そうでない時でも手術を見に行かなければならない。

　そのような熱心な外科医と、そうでない外科医との成長の差は歴然としている。また上司は、そのような外科医にこそ、チャンスを与えたいと思うものである。

3）後期研修医を含め、若い人にも執刀させる

　流石に後期研修医には肝移植の執刀の機会を与えたことはないが、医員は、肝移植術者候補である。そのためにも、やはり上級医の手術を食い入るように見て勉強しなければならない。

　移植以外の肝胆膵外科の手術でも、技量を見定めた上で、積極的に執刀の機会を与えるようにしている。

　研修医にとっては、たとえ肝切除時の胆嚢摘出術であっても、執刀できるというのは嬉しいものである。その喜び、外科医としての実感を大切にしてあげたいと思っている。

　移植成績の安定化や手術手技の均一化という意味では、一人もしくは少数の術者が全ての肝移植を行った方がよいかも知れない。

　しかし、当院のような high volume center では、安定した肝移

植システム作りのために、労力の分散化、層の厚い組織作りが欠かせない。

また、外科医の教育も並行して行わなければならない。

その見地から言えば、当科の方針は理にかなっていると思う。

つまり、"誰でもできる肝移植"を目指して、である。

49 京大肝胆膵移植外科の新たな常識

はたして、"誰でもできる肝移植"は可能であっただろうか？

それでは、検証してみよう。

2011年の症例で検証してみた。

2011年、当科肝移植症例は76例（成人肝移植50例、小児肝移植26例）あった。生体と脳死別では、生体肝移植が69例、脳死肝移植が7例であった。レシピエントの非教授執刀率は87％、ドナーの非教授執刀率は99％であった。術者数は、レシピエント手術16名、ドナー手術22名であった。

上本教授の専門が大腸外科や膵臓外科であれば、何の不思議もない。ところが、教授の専門の領域で、これだけの症例を我々部下が執刀できるのである。誠にありがたいことである。

もちろん、患者さんに不利益があってはならない。アウトカムとして、教授執刀例と教授以外執刀例で、肝移植後生存率を比較した。両者間で有意差を認めず、教授以外の執刀によって、患者さんに不利益はなかった。逆に言えば、患者さんに不利益が出るようであれば、このシステムは変えなければならない。

したがって、当科においては、「誰でもできる肝移植」は可能であった。

真面目に研修した外科医なら、チャンスを与えれば、誰でも肝移

植ができる！　のである。私も 40 代半ばで肝移植を勉強したが、肝移植手術ができた。

前述のように、これは肝移植手術に限った話ではない。

当科では、肝胆膵外科手術全般において、若い人に執刀の機会を多く与えている。私も手術が好きで、もっともっと執刀したいが、若い人のモチベーションを上げるよう、ぐっとこらえて任せている。

京大肝胆膵移植外科では、上級医よりむしろ助教以下の方が手術機会が多いのである。

もちろん、助教以下が執刀する場合でも、必ず上級医が第一助手（執刀医の向かいに立って介助する医師）に入って指導に当たるので、手術の質が低下することはない。チーム医療である。

これが、京大肝胆膵移植外科の新たな常識である。

50　手術の"るるぶ"

旅行情報誌に"るるぶ"（JTB パブリッシング刊）というものがある。私も、学会や旅行で地方に行く時、"るるぶ"を読んで、名所や美味しい店を調べることがある。

それでは、"るるぶ"という変わった名前の由来をご存じであろうか？

早速調べてみたところ「見る」「食べる」（当初は「着る」であったらしい）「遊ぶ」から"るるぶ"と命名したらしい。

それにちなんだわけではないが、手術教育における"るるぶ"を考えてみた。

1．チャンスを与える
2．評価する
3．見る・学ぶ

「手術したい」「手術が上手くなりたい」に対するイノベーション

図25 手術の"るるぶ"

> 1. チャンスを与える
> 2. 評価する
> 3. 見る・学ぶ

である（図25）。

もう少し詳しく解説する。

1. **チャンスを与える**：誰でもチャンスを与えるのではなく、やはり、普段の診療姿勢や手術の技量を見極めた上で、チャンスを与える。上司というものは、単に卒業年度や経歴ではなく、日常診療で頑張っている外科医にチャンスを与えたくなるものである。また、手術の際に、第二助手、第三助手で手伝ってもらっている時の技量や熱心さも、ちゃんと上司は見ているものである。したがって、手術中に眠ったり、手術野の外ばかり見てよそ見をしたりしているのは、論外である。

　さらに、手術は外から見ていると簡単に見えるものである。

　私が大学病院で1年間の研修を終え、兵庫県の公立豊岡病院で働いていた頃、指導医の嶋 廣一先生（現新宮市立医療センター副院長）がこう言われた。

　「他の先生の手術を見ていて上手だなと思ったら、自分よりずっと上手、同じくらいだと思ったら、自分より少し上手、下手だなと思ったら、自分と同じくらいだよ。」

　なるほど、と思った。岡目八目である。

　それくらい、手術というものは、自分で実際やってみると意外

にできないものなのである。**自分で手術してみて初めて、どの手技ができないかわかるのである。**

だからこそ、手術のチャンスを与えることは、自分がどの手技ができて、どの手技ができないかを知る意味でも意義がある。

2. <u>評価する</u>: 手術をしたら、自分がどの手技ができて、どの手技ができなかったか正しく評価する必要がある。自己評価はどうしても甘くなるから、指導医も正しく評価する。この作業は、手術が上手くなるためには、きわめて重要な作業である。上手くできた箇所は、ほめてあげることも重要である。

3. <u>見る・学ぶ</u>: 1、2の作業で、自分がどの手技ができないか、苦手かが明らかになる。そこで、今度は自分の苦手な部分を中心に上級医の手技を見て、学ぶのである。しっかりイメージトレーニングする。すると、次回からできるようになる（はずである）。

肝移植は、手術はもちろんだが、周術期管理が予後を決定する。時には、難しいケースも多い。

日本経済新聞朝刊（2011年12月30日付け）にこういう記事があった。

「学びの多い良質の経験が人を育てる。人を育成するのは、仕事を離れての訓練や研修ではなく、仕事を通じてのチャレンジしがいのある困難度の高い経験が主である。」

まさに肝移植のような困難度の高い経験を通じて、外科医は成長していくのだと思う。

51 最初の生体肝移植ドナー手術前の教授との会話

　私が、2007年4月に肝胆膵移植外科に戻って、最初の生体肝移植ドナー手術前の上本教授との会話を紹介する。外科医は手術前に、手洗いといって、手指を消毒するのであるが、その最中の会話である。

　上本教授:「海道君、ドナーの手術見たことないよね。
　　　　　　今日は僕がやるから、次から先生やってよ！」
　海道:「(驚きながら) はい！」

　私はチャンスだと思い、「はい」と答えたものの、肝移植素人だったので、そんなに簡単に任せていいの？　と正直驚いた。

　しかし、次から自分でしないといけないので、教授の一挙手一投足を真剣に見た。手術手順、使用器具、使用する糸の種類・太さなどなど、すべて頭に入れた。

　そして、手術終了後、すぐに医局に戻って手術記事を書いた。私は、最初の1年間、自分が執刀した肝移植手術（ドナー手術・レシピエント手術とも）はもちろん、助手で入った全ての肝移植手術の手術記事も書いて、手術を覚えた。

　特にレシピエント手術は長時間であるため、記憶が薄れないよう、動脈隊が動脈吻合をしている間に自分の部屋に戻って前半の手術記事を書き、残りを手術終了後に書いた。これを1年間続けた。

　実際、次のドナー手術から任せてくれた。

　レシピエント手術も、上本教授や江川裕人准教授（現東京女子医大消化器外科教授）、高田泰次准教授（現愛媛大学肝胆膵移植外科教授）、さらに年下ではあるが肝移植手術の経験が豊富な、尾池文隆先生、小倉靖弘先生、小川晃平先生はじめ、多くの先生方にご指導いただき、覚えることができた。この場を借りて、改めて感謝したい。

52 当科肝移植術者の2大原則

当科では、肝移植術者の2大原則がある。

一つ目は、「ドナー手術も、レシピエント手術もする」である。名づけて、攻撃も守備もするという意味で「野球型」である。

移植施設によっては、ドナーだけ、レシピエントだけ、というところもあるようだが（これは攻撃と守備でチームが別なアメフト型といえよう！）、当科では、ある時はドナー手術をしたり、ある時はレシピエント手術をしたりと、両方する。

これにより、それぞれの手術の注意点を会得することができる。

すると、こういう風にグラフトを摘出したらレシピエントチームは手術しやすいだろうな、とか、ここに注意しないと動脈の内膜剥離や胆管合併症が起こりやすいな、とか気遣いが増すのである。その結果、手術のqualityが増す。

二つ目は、「先発完投する」である。名づけて「ダルビッシュ型」である。2010年のダルビッシュ選手（元日本ハムファイターズ、現テキサスレンジャーズ）の完投数は10であった。

日本ハムファン以外の方も多いであろう。

楽天ファンなら「田中マー君型」（8）（以下、括弧内は2010年の完投数）、オリックスファンなら「金子型」（7）、ロッテファンなら「成瀬型」（7）、広島ファンなら「マエケン型」（6）でも構わない。これを見ると、セリーグよりパリーグに完投数が多い投手が多い。この理由として、セリーグでは投手が打席に入るために、代打を出されやすいこともあるだろうが、私には人気がないパリーグでも頑張ってやるんだ！　という何くそ魂が、パリーグの投手を育てているような気がしてならない。私は、「だからパリーグが好き！」である。

「手術したい」「手術が上手くなりたい」に対するイノベーション

私の故郷の福井では、主として巨人戦が中継され、否が応でも巨人ファンが多かった。私も、子供時代は一応巨人ファンであった。そんな中、土曜の夕方に、パリーグアワーという番組があり、近鉄バファローズや阪急ブレーブス、南海ホークスの試合を中継していた。

　それまで巨人戦の中継を見慣れた私には、非常に新鮮であった。ナイターではなくデーゲームであり、人工芝ではなく土のグラウンドであり、バントより打って打って打ちまくる豪快な野球であった。また、選手の一生懸命さが画面越しに伝わってきた。特に近鉄バファローズの野球は痛快であった。

　さらに家族で万博に行ったときであろうか、小学校の低学年の頃、大阪城の近くにあった日生球場に、近鉄バファローズの試合を見に連れて行ってくれた。プロ野球を生で見たのは初めてだった。TVで見たとおり、豪快な試合であった。私はすっかり近鉄バファローズのファンになった。

　社会人になってからも藤井寺球場に応援に行った。後に述べるが、仰木監督時代の近鉄バファローズは、黄金時代であった。阿波野、野茂、小野などのパリーグを代表する投手陣に、ブライアント、栗橋、新井、金村、大石など、ホームランバッターから、ヒットを打つのが上手い選手、盗塁が多い選手など、野武士集団といわれた個性的な選手達を、人心掌握術と選手起用に優れた仰木監督が、上手に采配し、毎年のように西武ライオンズと優勝争いを繰り広げていた。

　それゆえ、親会社である近鉄が球団を手放したときは寂しかった。当時、パリーグ球団は軒並み赤字で、親会社が赤字を補填していた。したがって、いくら宣伝になるといっても、親会社にとっては負担だったのだろう。そんなさなか、近鉄球団が、オリックスとの統合を発表したのである。これには驚いた。親会社やオーナーは、ファンの気持ちを全くわかっていない。ファンにとって、それまでライバルであった球団との統合はあり得ない選択肢なのである。近鉄が

そのまま球団を持ち続けることがベストだが、無理なら他の会社に売却してほしかった。

　賛否両論あろうが、当時ライブドアの堀江社長が近鉄球団を購入するとの報道があったとき、私は素直に嬉しかった。堀江氏が大阪ドームに近鉄の試合を観戦にきたときのファンの歓迎ぶりがすべてを物語っていたであろう。

　結局、ファンの願いもむなしく、近鉄球団の選手はオリックスと楽天の2チームに分かれることになった。今、シアトルマリナーズで活躍している岩隈選手や選手会長であった磯部選手は、オリックスとの統合を拒み、自ら新チームである楽天への入団を志願したという。オリックスに移った選手もつらい決断だったであろうが、私は、そんな気骨のある選手が好きだ。

　さて、話を手術の話に戻そう。プロ野球のピッチャーでもそうだろうが、やはり執刀したら最後まで完遂できてこそ自信がつくし、純粋に嬉しいのである。

　また、成功体験が人を成長させる。

　ドラッカーはこう言っている。

「誇りや達成感は仕事と離れては生み出されない。
　　仕事の中から生まれることが必要である。」

53　上本教授と手術して驚いたこと

　上本教授とは、京大外科の先輩後輩の間柄ではあるが、前述のように私は第一外科、教授は第二外科（その後、移植外科）および臓器移植医療部に所属しておられたため、一緒に働いた経験がなかった。

　上本教授が京都大学臓器移植医療部准教授時代に、京大病院の廊

下でお会いした際、「おはようございます」とか「こんにちは」と挨拶させて頂いた程度の関係であった。

　したがって、2007年4月に初めて上本教授と一緒に手術に入ることとなり、3つのことに驚いた。

　1つ目は、「**うまい、早い、気安い**」である。牛丼チェーンのキャッチフレーズではない。当たり前かも知れないが、手術が上手で、早い。高度癒着例や門脈血栓例など困難な症例も、「大変だね〜」とか言いながら、ちゃんと形を作って先に進んでいく。いろいろ質問しても、嫌な顔（声？）一つされず、気安く答えてくれる。

　2つ目は、「**一度見本を見せたら、次から任せる**」である。先に述べた私のドナー手術のケースでもそうだし、レシピエント手術も、よく見ておくように、と言って一度見本を見せて、次からは任せる。もちろん、術者の技量によりけりだが。

　3つ目は、手術中に頻繁に言われる言葉である。教授であれば、「こらっ！」とか「バカモン！」とか「何やってるんだ！」とか、叱責する言葉なら容易に想像がつくであろう。しかし、上本教授は違うのである。

　「**Thank you!**」や「**ありがとう！**」なのである。

　これには驚いた。我々が糸結びをしても、糸をはさみで切っても、看護師さんが手術器具を渡しても、「ありがとう！」なのである。先日、伺ったところ、ロンドンに留学中のボスの「口ぐせであった」とのことであった。

　「**親の背中を見て育つ**」という言葉があるが、我々も、自分が術者であれ、助手であれ、自然に「Thank you!」「ありがとう！」と言うようになった。

　これは、手術室に限らない。

　病棟や透視室でも、看護師さんに何かしてもらったら、「ありがとう！」

家に帰って、奥さんがお茶を入れてくれたら、「ありがとう！」である。

54 認めて、任せて、ほめる、そして感謝する

当科の方針をまとめると、
部下を認めて、
部下に任せて、
良いところはほめて、
そして感謝する
となろうか？

松下幸之助さんはこう言っている。

「人を使うには、ほめて使う、叱って使う、批判して使うなどいろいろあるが、ほめて使う人が概して成功しているなぁ」

また、稲盛和夫さんはこう言っている。

「好きになればどんな苦労もできる。

できるから上達する。

上達するからほめられる。

ほめられるから自信がつき、またやる。

こうして良いサイクルで回っていく。」

日本人は、人をほめるのが下手な民族である。

10年ぐらい前、家族旅行でハワイに行った時、ホテルのプールサイドでのんびり日光浴をしていたら、アメリカ本土から来られたと思われる家族連れがプールで遊んでいた。4、5歳のお孫さんが、プールで浮き輪を使って、泳ぐ練習（遊び？）をしていた。

その姿を暖かくプールサイドで見守っていたお祖母さんが、「Good job!」「Good job!」と連発していた。

そう言われた子供は、ますますやる気になり、キャッキャッと泳いでいた。
　きっと、世界中で、人からほめられて嬉しくない人はいないであろう。
　総理大臣も、大統領も、社長も、部長も、会社員も、教授も、研修医も、親も、子供も、男性も、女性も、犬も、猫も、みな、ほめられたら嬉しいのである。
　もちろん、歯の浮くようなお世辞はいけない。
　人をほめるコツは、非常に簡単である。
　すごいな、上手いな、きれいだな、など、相手の良いところに気づいたら、その思いを正直に伝えたらよいだけである。
　これなら、すぐにできるであろう。
　キーワードは「ラテン系」である。
　男性も女性も、良いところに気づいたら口に出してほめよう！

55 人は宝

　皆さん、「日本でいちばん大切にしたい会社」（あさ出版）という本をご存知であろうか？　続編、続々編も出版され、人気シリーズとなっている本である。私も読んだ。
　著者である法政大学教授の坂本光治先生は、日本中の中小企業を回っておられ、その上でこう言われている。
　「**安定的に業績が高い会社で社員のモチベーションが低い会社はありません。**
　だから、経営者に言います。
　あなたが高めるのは、社員のモチベーションであって、業績ではない。

勘違いしないで下さい。」

どうであろうか？

業績を求めるのではない。社員のモチベーションを高めれば、結果的に業績も上がるのである。

これは、何も中小企業に限った話ではない。

病院経営や組織運営にも通じるのではないだろうか？

さらに、坂本先生はこう言われている。

「私が回った 6600 社の会社の 1 割は、好況でも不況でも快進撃なんです。

共通項は、社員を大切にする「人本主義」を貫いていることです。

社員が喜びを感じ、幸福になれて初めて顧客に喜びを提供することができる」

ドラッカーは、「**企業の目的の定義は一つしかない。それは、顧客を創造することである。**」と言い、坂本先生は、顧客に喜んでもらえるための重要なヒントを言われた。

ドラッカーは、さらにこうも言っている。

「あらゆる組織が、『人が宝！』という。

ところが、それを行動で示している組織はほとんどない。

人こそ最大の資産である。」

みな、わかってはいるけど、なかなか実践できないのであろう。

でも、これが実践できなければ、組織の成功はないと断言できよう。

56 医者である前に、一社会人であれ！

私も常々、人、特に若い人を大切にしたいと心がけている。

ただ、小言も言う。

「医者である前に、一社会人であれ！」

　医師としての仕事ももちろん大事だが、社会人としての常識・礼儀・コミュニケーション力・協調性がもっと大事だと思う。

　会社に入ると、新人研修がある。そこで、社会人しての基本をみっちりとたたき込まれる。その上で、仕事上の成功や失敗を通して多くのことを学んでいく。

　一方、医者はどうであろうか？　一旦、大学の医学部に入り、国家試験に通りさえすれば、医師免許がもらえて、医師としての生活ができる。

　各臨床研修病院では、電子カルテの使い方や点滴・薬剤処方の仕方などの説明や、簡単な接遇の研修はあるかも知れないが、それでは不十分である。

　私は、今の臨床研修制度に、医者としての第1歩を踏み出す4月の1カ月間に「社会人研修」を必須項目とすることを提言したい。

　講師として、会社の新人研修を行っておられる方や接遇のプロをお招きして、社会人としての常識・礼儀・コミュニケーション力・言葉遣いなどを学ぶのである。

　病棟の研修期間を1カ月短縮してでも、この方がずっと素晴らしい臨床研修ができると思う。

　本来、そのようなことは、家庭や大学、または自分で学び、会得していくものである。しかし、会社では新人研修があるのに対し、同じ社会人である医者が勤務する病院ではないのだから、病院でも取り入れるべきであろう。ましてや、常に患者さんやコメディカルとの人間関係の中で仕事をする医師にとっては必須の能力であり、素養である。

57 医師にもダイバーシティを！

　最近の特に難関大学といわれる医学部の入学生は、都会の中高一貫進学校出身者が増えていると聞く。

　一概にそうとはいえないのであろうが、小学校から塾通いし、勉強中心の日々を過ごし、狭い範囲の人間関係で育ち、医学部に入学し、大人になり、医者になる、そんなパターンが多くなっているのではないだろうか？

　それで、患者さんの身体的・肉体的痛みを感じることができる医師になれるであろうか？

　今、生物多様性、ダイバーシティ、という言葉がマネジメントの世界で注目されている。

　日本能率協会マネジメントセンターのホームページによれば、ダイバーシティとは、

　「多種多様な属性（性別、年齢、国籍など）を活かし能力を発揮できるような組織づくりが、個人だけでなく組織自体にとっても大きなプラスであるという経営戦略。個性を発揮できる環境下でこそ、新しい商品が誕生し、画期的なプロセスが実現され、新しい顧客に支援される企業が生まれるという、人材に対する新しい認識」と定義されている。

　私が大学に入学した頃は、都会の進学校出身者はもちろん多かったが、私（福井県立藤島高校）を含め塾もないような地方の公立校（山口県立萩高校、愛媛県立宇和島東高校など）から、独学で入学してきたような同級生もいた。

　上本教授も、愛媛県の山間部のご出身で、高校から松山市内の公立校（愛媛県立松山東高校）に通われたと伺っている。

　やはり、均一ではなく、いろんな環境で育った人が混じり合って

こそ、活気あふれる組織ができると思うし、そういう多様性を受け入れる文化が望ましい。

当教室は、上本教授の「来る者を拒まず」の方針で、多くの研修希望・入局希望の人材を受け入れている。皆、自分のために頑張るのはもちろんだが、結果として、京都大学外科学教室の発展につながるよう、それぞれの立場で精一杯取り組んでほしい。

同時に、我々指導者の責任も大きい。部下の適性を見極め、立派な外科医、立派な研究者となるよう、辛抱強く指導しなければならない。

ドラッカーは、こう言っている。

「上司たるものは、部下一人一人の強みを可能な限り生かす責任がある。

その人の得意分野を最大限に生かすのである。」

すなわち適材適所である。

昨年ノーベル医学生理学賞を受賞された山中教授は、謙遜もあろうと思うが、こう回想されておられる。

「若い頃、手術があまり上手ではなく、"ジャマ中"と言われたので、研究の道に進みました。」

見事に花開き、まさに適材適所である。

58　上司は楽で、部下は楽しい

手術に関するイノベーションの最後に、私が考える望ましい組織について論ずる。それは、

A)「教授や上司がいないと、手術ができず（許可が下りず？）、病棟（会社）運営に支障が出る組織」であろうか？

それとも、

B）「教授や上司がいなくても、部下に任せることができて、病棟（会社）運営に支障が出ない組織」であろうか？

もちろん、私の答えはBである。

部下に仕事（手術）を任せると、その空いた時間で上司は別の仕事ができるから楽である。一方、部下は自分で仕事（手術）できるので、楽しい。

つまり、"上司は楽で、部下は楽しい"のである。

非常にシンプルな理屈ではないか？　私は、これはどんな業界にも通じる、普遍的な真理だと思う。

さらに、よく見てほしい。

どちらも、「楽」という漢字が使われている。面白い。

休日には、仕事を部下に任せて、上司はゴルフに行くこともできる。

上司のQOLも向上するのである。

ちなみに上本教授は、ゴルフが大変お好きである。

59　伸びる組織の方程式は"JJK"

プロ野球では、"勝利の方程式"といって、リードしている試合において、そのリードを最後まで守りきるためにとられる定石の継投策がある。最近では、岡田彰布氏が阪神タイガースの監督をしていた2005年に作り上げたJFKが有名である。

Jは、ジェフ・ウィリアムス

Fは、藤川球児

Kは、久保田智之

である。

私は、これをもじって、"伸びる組織の方程式"を作った。

JFKならぬJJKである。

Jは、**良い人材**

Jは、**良い人事**

Kは、**良い環境**

である。

　あるチームを作るとしよう。

　会社または組織の内外で、広くそのチーム構成に相応しいやる気のある人材を探す。

　次に、その人材に相応しいポジションを与える。

　そして、気持ちよく働けるような環境を作る。

　こうすれば、その組織は、放っておいても伸びるのである。

　すると、上司は左うちわで、自ずと業績は上がり、空いた時間で自分の好きなことができるのである。

　京都大学チーム移植医療検討会では、現在、京大病院における移植医療全般をサポートする「移植サポートチーム」作りを目指している。「移植医療に関心があり熱心な人材」に、「移植医療に専念できるようなポジション」を与え、「患者さんのためになるよう、気持ちよく伸び伸び働ける環境作り」をして、伸びる組織を築きあげたい。

60 サプライズ人事は、所詮サプライズ

　私は以前から、人事は非常に重要だと思っている。

　人事は、任命権者や当事者だけのものではないのである。

　上司や組織の人事を、部下や周囲はちゃんと見ているのである。

　正当な人事、すなわち、周囲から見て頑張っている人、着実に業績を上げている人、人望のある人が昇進すると、部下も周囲も納得

するし、その生き方を目標として部下も頑張る。つまり、その人の生き方がロールモデルとなって、組織が正しい方向に活性化するのである。すると、どんどん後に続く人材が輩出される。

一方、変な人事、すなわち、あまり頑張っていない人、業績を上げていない人、人望のない人が昇進すると、部下や周囲は納得できないし、じゃあまともに頑張らなくてもよいんだ、業績はあまり関係ないんだ、と負の力が働いてしまう。これでは、良い人材は育たない。

したがって、私は、"サプライズ人事"は決してすべきではないと考える。

5年経過して再評価してみたらよい。

"サプライズ人事"で、5年後に再評価してサプライズではなかった、適切な人事だったというケースはほとんどないと思う。少なくとも私は見たことがない。

"サプライズ人事は、所詮サプライズ" なのである。

P. F. Drucker's management principle applying at medical scene

もし大学病院の外科医がビジネス書を読んだら

「学会発表や論文作成したい」に対するイノベーション

61 学会発表のテーマの選び方 〜その１「縦につながるテーマを持て！」

　学会発表するにはテーマが必要である。私の経験から、学会発表のテーマの選び方に関する３つのコツを紹介する。

　毎年毎年、新たなテーマを考えるのは難しいし、得策ではない。むしろ、テーマを決め、そのテーマに関連した研究や臨床の演題を愚直に発表し続けるのである。つまり、縦につながるテーマを持って発表するのである。私の場合、大学院生から京大腫瘍外科の助教（1992〜2001）までは、研究なら肝細胞増殖因子（Hepatocyte Growth Factor: HGF）であったし、大津市民病院時代（2001〜2007）なら、「エビデンス」や「ランダム化比較試験」であった。今なら、肝癌に対する肝移植、肝移植における栄養療法や感染対策、チーム医療などであろうか？

　すると、カラーがつくのである。

　「京大外科の海道は、HGFに関する研究をしている」

　「大津市民病院外科の海道は、エビデンスに関する分析をしている」

　「京大外科の海道は、肝移植に関する栄養療法やチーム医療について取り組んでいる」

　こうなると、依頼原稿の話をいただいたり、そのテーマのセッショ

ンの指定演者に選んでいただいたり、講演に呼んでいただいたりと、周囲に認知されてくる。すると、さらに人の輪が広がり、研究の輪が広がり、活躍の場が広がる。

このためには、同じテーマで最低3年は発表し続けることが必要である。もちろん、内容もきちんとしたものでなくてはならない。このテーマは複数あってもよい。

私は、以前京大腫瘍外科で大学院生を指導していたときも、2007年に肝胆膵移植外科で戻ってきて、教室員のみんなに応募演題の分担を考えるときも、この方針に基づいてきた。若い先生にカラーをつけて、目立たせたいのである。そうして活躍できると、さらにモチベーションが上がって、仕事が楽しくなる。その結果、外科医として、人間として、成長するのである。

一方、毎年または各学会で、別個のテーマで発表していたらどうであろうか？ その人が何をやっているのかわからないし、深みのある発表はできない。浮気はせずに、じっと腰を落ち着けて、そのテーマに臨むべきなのである。

以前読んだビジネス本に書いてあった言葉を紹介する。

「どんな分野でも3年一心不乱に勉強すれば、その分野で5本の指に入ることができる。」

62 学会発表のテーマの選び方 ～その2「自分で汗をかいて徹底的にやれ！」

前項と関係するが、テーマを決めたら、そのテーマに沿って、いろんな角度から検討を行うべきである。面白いもので、自分でまたは上司と相談して研究デザインを考え、自分で汗をかいてデータを集め、自分でデータを解析して、自分で真剣にデータに向き合うと、新たな発想が湧いてくるものである。

すると、さらに検討を重ねたくなる。新知見が出てくる。解析が面白くなる。こういう風に仕事がどんどん楽しくなってくる。私は今でも、当科のデータベースを使う時以外は、自分で電子カルテや患者シートを見て、データを収集している。自分で汗をかいて調べたからこそ見えてくるものがいかに多いことか？ 私はそれをコツコツ汗をかいた人だけに与えられる神様のご褒美だと思っている。

一方、自分で汗をかくことなく、データ収集や解析を他人任せにしていたのでは、当初の仮説以上のものは生まれない。部下に研究テーマと具体的な検討項目を与えた後、さてどうなったかと観察していると、時に秘書さんやコメディカルにデータの収集をお願いしていることが発覚する。私は、そういう姿勢に対して厳しく叱る。理由は前述の通りである。楽をしては美味しい果実は得られないのである。

私のポリシーに「汗をかいた人がよい思いをする」というものがある。「頑張った人がよい思いをする」。こんな至極当然のことが、当然のように通用する社会になってほしいし、そんな社会の方が、ずっと健全であろう。

63 学会発表のテーマの選び方 ～その3「演題募集からテーマを選べ！」

それでは、そのテーマはどうして決めたらよいであろうか？ もちろん、すでに興味ある分野、得意な分野、検討したい分野がある場合はそれでよい。

特に今、テーマを持っていない人にお勧めの方法は、演題募集からテーマを探すことである。

各学会では、ホームページ上で、演題締め切りの約2、3カ月前から演題募集を行う。その際、主題演題や要望演題等の一覧が出る。

その中で、自分が今から解析しても間に合いそうなテーマを探すのである。自分の専門分野でもよいし、今まで縁のなかったテーマでもよい。先方から具体的にテーマを提示してくれるのだから、こんなありがたいことはない。

私は、これこそが最も効率的なテーマの選定法だと思っている。主題演題のテーマの下には、司会の先生からの言葉として、そのねらいが紹介されていることが多い。そのねらいを参考に、症例を解析し、抄録を作成するのである。これなら、主題演題に応募したことがない先生でも、応募しやすい。

そして、そのテーマで検討し、分析し、抄録を書いてみて、面白いと思ったら、次からは自分の新たなテーマとしたらよいのである。

64 学会発表と論文作成は"1対1対応"

医師や研究者にとって、学会発表や論文作成などの学術活動はきわめて重要である。外科医も然りである。

自分自身や所属組織が取り組んできた手術や周術期管理の検証となるのみならず、新たな知見や術式を周囲に発信する義務がある。もちろん、個人や組織の業績にもなる。

そこで、質問である。

Q1: 学会発表したら、発表しっぱなしですか？

私の理想は、**学会発表数＝論文作成数**、である。

すなわち、"1対1対応"である。

シンポジウムやパネルディスカッションなどの主題演題は、包括的な内容であるため、むしろ論文化された内容をまとめて発表することが多い。

一方、一般演題では、新しい知見を発表することが多い、したがっ

て、一般演題に応募する時こそ、この方針を貫いてほしい。

次の質問である。

Q2: どのタイミングで論文を書き始めていますか？

①発表前？

②発表直後？

③発表して、かなり経って指導医にせかされてから？

はたして、①〜③のどれに該当するであろうか？

一番多いのは、③ではなかろうか？

それとも、発表後の質疑応答の内容が参考になるから、という理由で②であろうか？

基礎医学の世界では、priorityが重要であるため、素晴らしい内容になればなるほど、論文作成前に発表すること（②や③）はあり得ない。したがって、正しいタイミングは①である。

我々外科医の発表はそこまで要求されることは少ないが、私は別の意味で①を推奨する。次項で詳しく述べる。

65 抄録を書いたら、すぐに論文化

図26に、私が勧める学会抄録登録と、論文作成、学会発表の流れをまとめた。

そのカギは、学会抄録にある。ここが大事である。

資料を集め、そのテーマに関する情報を把握し、統計学的手法を用いてデータを正確に分析し、完璧に抄録を仕上げるのである。

私は、**学会発表やその後に続く論文作成の一連の流れの中で、最も重要な作業が抄録作成**だと考えている。

したがって、抄録作成をおろそかにすると、その後の流れがすべていい加減になってしまう。**誠実な人間は、臨床でも研究でも誠実、**

図26 学会発表と論文作成

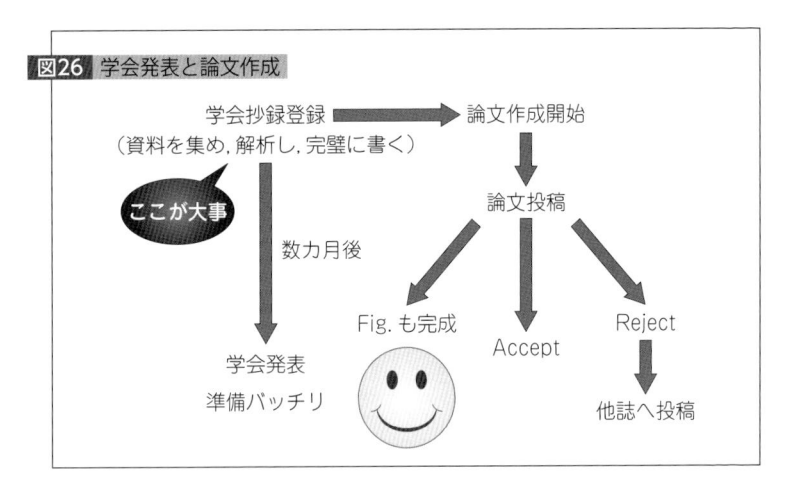

```
学会抄録登録 ──────→ 論文作成開始
(資料を集め,解析し,完璧に書く)      ↓
   ここが大事            論文投稿
        ↓           ↙    ↓    ↘
     数カ月後      Fig.も完成  Accept  Reject
        ↓                            ↓
     学会発表                      他誌へ投稿
     準備バッチリ
```

不誠実な人間は臨床でも研究でも不誠実なのである。同様に、**抄録作成が誠実な人間は、発表も論文も誠実、抄録作成が不誠実な人間は、発表も論文も不誠実**なのである。

　これは私の持論であるが、不思議によく当たる。ここ 2、3 年、マスコミやネット上で、論文作成に関する虚偽についての報道をよく目にする。10 年くらい前であろうか、私は、その当事者とされている複数の教授の講演を聞いたことがあった。その時、何かうさんくさいものを感じた。第六感が働いたのである。

　案の定、論文虚偽報道の主人公は、私がうさんくさいと感じた教授達であった。

　先ほど不思議と、と言ったが、実はわかるのである。わかる理由があるのである。

　よく、絵画の贋作（偽物のこと）を見破るコツは、本物を見ることだ、という。本物を見ていれば、偽物はすぐ気づくか、何か変だなと感じるものなのである。

　私は、努めて「本物の先生」の発表を聞くようにしているし、自

分もそうあろうと日々努力している。だから、不誠実な発表には自然と敏感になるし、発表を聞いているだけで、天の声がそう教えてくれるのである。

　さて最近は、全国規模の学会は、全てオンラインで演題を登録する。

　抄録を作成し、演者名や所属を登録し、抄録を所定の位置にコピー＆ペーストし、ボタンをクリックすれば、演題登録が完了する。

　そこで、通常はホッと一息ついて、数カ月後の学会発表まで、発表演題のことは頭から消えていく。それでは、もったいない。

　抄録のことを英語では abstract という。

　抄録は、目的（背景）→方法→結果→結語の順で構成される。

　英語論文の abstract は、Backgrounds → Methods → Results → Conclusions の順で構成される。同じである。

　だから、ホッとするのではなく、演題登録のボタンをクリックしたら、すぐに日本語抄録の内容をもとに、英語の abstract を作成するのである。

　完璧に抄録を仕上げれば、すぐに論文作成に取りかかれるのである。これが、"とりあえず抄録"なら、とても論理的展開や細かな数字、統計処理が要求される論文は書けない。

　すると、早い人で 1 カ月、遅い人でも 2、3 カ月で英語雑誌に投稿できる。

　運が良ければ accept（雑誌に論文が採用されること）、もし reject（不採用となること）となっても、学会発表までに他誌に投稿できる。

　さらに、この方法の良いところは、学会発表のスライド作りにある。論文が書けているということは、Figure や Table（図表）も完成しているわけである。

　すると、学会発表の直前になって、慌ててスライドを作る必要がない。学会発表準備もバッチリ！というわけである。

飲み屋に行くと、"とりあえずビール！"と言うことがある。

これは別に構わない。

しかし、"とりあえず抄録！"はダメである。

よく本番で「抄録と内容が異なりますことをお断りいたします」などと言い訳をしている演者がいる。私が嫌いな"言い訳"である。

これは御法度でありルール違反である。

なぜなら、査読者は応募抄録を見て採点しているわけであり、内容が異なる抄録など見ていないからである。

このようなことが起こる理由として、当初の抄録に症例数を追加して本番前に再度検討したパターンと、「取りあえず抄録」で応募しておいて、発表前に真剣に解析したら結果が異なったというパターンなどがあろう。

これは詐欺であり、不誠実であり、いい加減な態度である。

したがって、抄録作成に当たっては、十分なデータや資料を集めて、正しく解析し、完璧に書いた上で、応募すべきである。

それができなければ、まだそのテーマに関して抄録を応募してはいけない。

是非、"完璧な抄録"作りを肝に銘じてほしい。

NHKの朝の連続ドラマ「あまちゃん」が好評であった。

家族が見ていたので、否が応でも私の目に入ってきた。

その主人公天野アキさんのお母さん役は、キョンキョンこと小泉今日子さんが演じている。キョンキョンと言えば、我々の世代のアイドルであった。

彼女の代表曲に「なんてったってアイドル」という曲がある。その中に、アイドルは「清く、正しく、美しく！」でなければならない、というフレーズがある。

抄録もまさにそうである。

「清く、正しく、美しい抄録！」を作成すべきである。

決して、査読者や聴衆を「じぇじぇじぇ」と驚かせるような抄録や発表であってはならない。

この方法を用いると、前項で述べた「学会発表と論文作成は"1対1対応"」がさくさくと実現できるのではないだろうか？

以前、久留米大学病理学教室の名誉教授でいらっしゃる神代正道先生のコラムを読んでいて、是非とも紹介したい言葉が書いてあったので引用する。

神代先生が留学中、研究室に「幼児が、トイレットペーパーがぶら下がった壁に向かっておまるで用を足した後、トイレットペーパーでお尻を拭くことなく、おもちゃで遊んでいる」イラストが貼ってあり、その脇にこう書いてあったそうだ。

"No job is finished until the paper work is done"

発表しっぱなしではいけない、紙（論文）にして、初めて完結するのである。

ドラッカーはこう言っている。

「成果をあげる人とあげない人との差は、才能ではない。
いくつかの習慣的な姿勢と、基礎的な方法を
身につけているかどうかの問題である。」

66 | 大学病院ではなく関連病院で頑張っている人をほめよう！

京都大学外科学教室は、前述のように、2006 年前後に臓器別再編成が行われ、時を同じくして京都大学外科交流センターが設立された。

私は 2012 年 4 月から、上本教授のご推薦で、その中の学術教育委員長を務めることとなった。

京都大学外科交流センターでは、8 月に夏期研究会を、12 月に冬季研究会を開催している。そのうち、冬季研究会は学術教育委員会

の主催で行われるため、企画は全て学術教育委員会に任される。従来からの人気コーナーである病院紹介や研修医発表会等に加え、私には是非とも始めたい企画があった。

　それは「学術表彰」であった。学会発表や論文作成を頑張った人を表彰しようというコーナーである。となると、どうしても大学病院の医師の方が有利になる。私は大学病院の医師は学会発表や論文作成することが当然のことだと思っている。大事なことは大学にいることではなく、大学で何をするか、何を残せるか、である。

　そこで、対象は関連病院の医師とし、さらに発表内容や論文内容は大学や留学先のものではなく、関連病院でのものに限定した。ここはこだわった。

　大学病院に比べ、関連病院では、一部の病院を除けば、症例数は決して多くない。もちろん研究施設も整っていない。

　そのような中で、臨床のデータをまとめたり、新たなアイデアや視点で独自の研究を行ったりした外科医を、ほめて表彰する場を設けたかったのである。

　したがって、本コーナーの目的は、京都大学外科関連病院において、積極的に学術活動に取り組み、努力している人を、

　1．正しく評価する
　2．ほめる場を設ける
　3．京都大学外科全体の学術 activity を高める

の3つである。

　対象は、前年の全国規模の学会発表と論文である。学会発表に関しては、団体戦と個人戦の2部門に分けた。さらに、団体戦になると当然外科医が多い方が有利なので、60以上ある関連病院を外科医数により、大規模病院、中規模病院、小規模病院の3部門に分けた。各々上位5病院を発表し、3病院を表彰した。個人戦は、学会発表上位3名を表彰した。外科交流センターから予算をいただき、副賞

も授与した。

　論文発表に関しては、英文論文と和文論文部門に分け、各々上位3名を表彰した。さらに、学術教育委員会のメンバーで、それぞれ優秀論文を1編づつ選び、発表してもらった。

　新たな試みであったが、参加者には大いに刺激になったようである。

　私は母校愛が強く、京都大学外科学教室が大好きである。

　本年12月も引き続き「学術表彰」を行うが、これを機に京都大学外科学教室全体の学術活動がより活発になれば、学術教育委員長として望外の喜びである。

　これも、私が大津市民病院時代にコツコツと学会発表し、論文を書いた経験がもとになったことはいうまでもない。

P. F. Drucker's management principle applying at medical scene

もし大学病院の外科医がビジネス書を読んだら

「プライベートの時間もほしい」に対するイノベーション

67 外科医もワーク・ライフ・バランスを

京都大学移植外科では、ピークの 2001 年には年間 120 例を超える肝移植を行っていた。単純計算で月 10 例以上となる。

当時の病棟医長に聞くと、定期の水曜、金曜以外に、日曜にも肝移植を行っていたそうだ。

前述したように、私が 2001 年 1 月まで第一外科にいた時は、移植外科と同じ病棟であったため、肝移植外科医の多忙さを間近で見ていた。常に手術着をまとい、ICU に泊まり込み、いつ家に帰るのだろう？ と思っていた。

2002 年から 2005 年までは、年間 80 例から 100 例ぐらいの症例数だった、それでも週 2 例のペースで肝移植を行っていた。

2006 年 4 月、上本教授が京都大学肝胆膵移植外科教授に就任されてから、三重大学教授時代の経験を踏まえて、労働時間や休みに対する考え方を少し変えられた。

「土日は交代で休んで下さい」

当科の方針は、**多くの肝移植術者養成と、土日勤務交代制**となった。

その結果、肝移植手術の標準化・普遍化が図られ、層の厚い組織が構築され、労力が分散化され、休日取得・QOL 向上につながった

図27 当科方針の効用

多くの術者養成
土日勤務交代制

| 肝移植手術の標準化・普遍化 | 層の厚い組織構築 | 労力の分散化 | 休日取得QOL向上 |

"ワーク・ライフ・バランス"

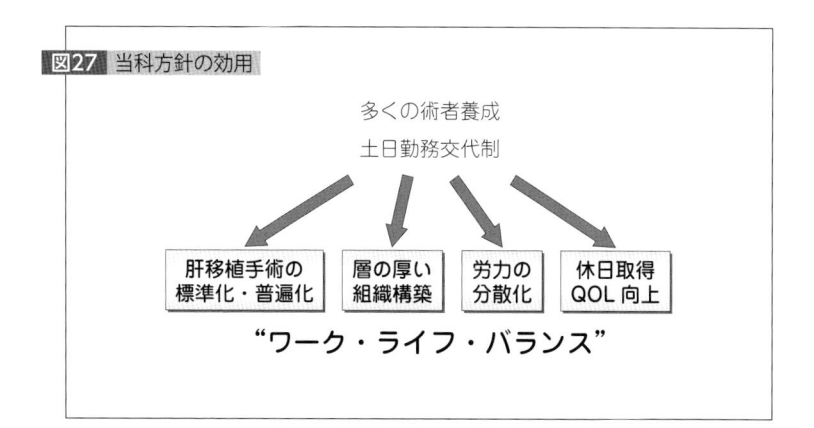

(図 27)。

　すなわち、"ワーク・ライフ・バランス"である。

　最近、全国的には、外科入局者数が減少しているらしい。

　その理由の一つは、やはり労働時間の長さ、休みの少なさに代表される労働環境である。

　我々が外科に入局した頃は、もっと労働環境は悪かったが、たとえ忙しくてもそれを凌駕する外科の魅力を感じて、多くの医学生が外科に入局した。私の同期は、25 人前後が京大外科に入局した。土日も病院に出勤して、術後の患者さんが元気になっていく顔を見ることが、何より嬉しかった。

　これも時代の流れといってしまえばそれまでだが、やはり、外科医減少の理由を分析し、対策を立てる必要がある。

　その一つとして、もっともっと医学生または初期研修医に魅力ある外科をアピールする必要があるのではないだろうか？

外科においても、"ワーク・ライフ・バランス"が図れると、
外科は、手術もできるし、QOL もよい
↓
外科は楽しい！
↓
外科の魅力向上
↓
外科志望者数増加

と、良い流れで外科志望者が増えてくるのではないだろうか？

68 ワークとライフの望ましいバランスは？

　ワーク・ライフ・バランスというと、図 28 のように、ワークとライフが対等のイメージがあるであろう。
　はたしてそうだろうか？
　仕事（ワーク）がうまくいってこそ、プライベート（ライフ）も楽しいと思う。
　逆に、仕事がうまくいっていないと、心のどこかに引っかかるものがあり、思い切りプライベートを楽しめないのではないだろうか？
　したがって、私が考える、ワークとライフのバランスは、図 29 で

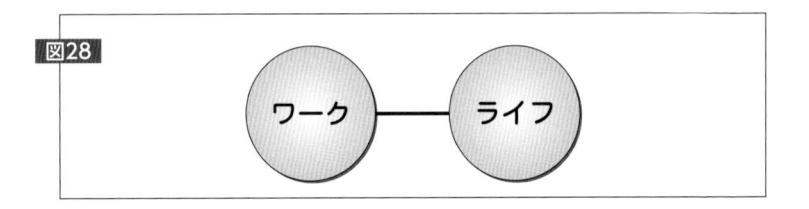

図28

ワーク ― ライフ

図29

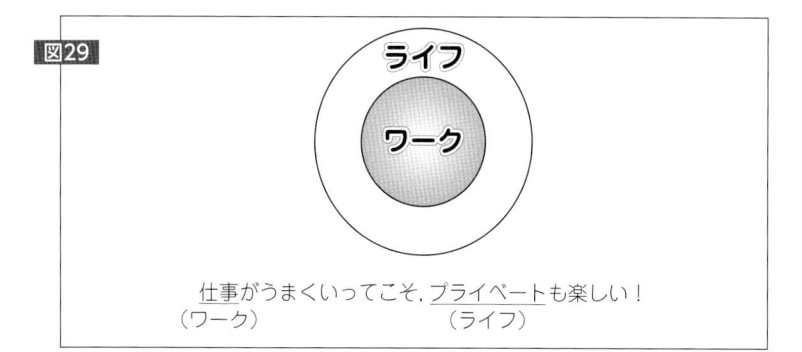

ライフ
ワーク

仕事がうまくいってこそ，プライベートも楽しい！
（ワーク）　　　　　　　（ライフ）

ある。

　ワークが中心で、それを囲むようにしてライフがある。言い方を変えれば、ライフを左右するのはその中心にあるワークなのではないだろうか？

　だからこそ、自分は楽しく仕事をするべきであるし、部下には楽しく仕事をさせるべきなのである。

　私は、朝日新聞の土曜日の「Be」という特集を毎週楽しみにしている。

　ドバイに、椰子の木をかたどった「パーム・ジュメイラ」という人工リゾート島がある。以前、その島に向かうモノレール工事などの大型プロジェクトの指揮を執られた中田光和氏の記事があり、良い言葉があったので紹介する。

「楽しく、生き甲斐を感じて仕事を続けてこそ、会社の利益にもなる」

　この「会社」は、「病院や患者、医療従事者」と置き換えてもよいだろう。

　やはり、社員が楽しく、生き甲斐を感じて仕事を続けることができてこそ、結果的に会社や組織の利益になるし、人生も充実するのである。

P. F. Drucker's management principle applying at medical scene

もし大学病院の外科医がビジネス書を読んだら

「給料を上げてほしい」に対するイノベーション

69 ハイリスク・ローリターンを解消しよう！

　これは、今の日本のシステムでは非常に難しい問題である。

　リスクとリターンで、各々ハイとローで2分割した図を示す（図30）。

　外科医はどこに入るだろうか？

　残念ながら、現状では左上のハイリスク、ローリターンのエリアだろう。

　これでは、一番割が合わない。

図30

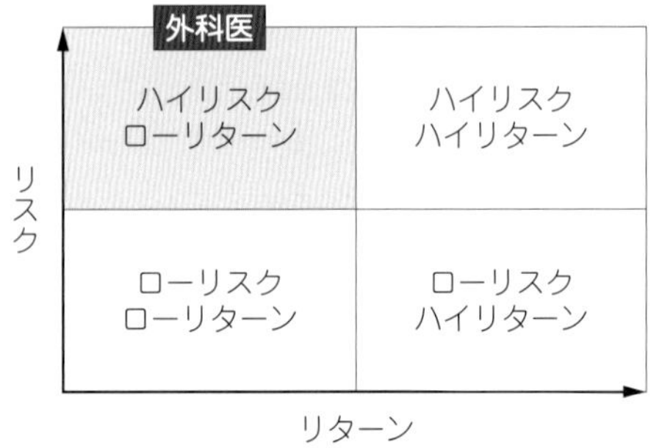

リスク ↑	**外科医** ハイリスク ローリターン	ハイリスク ハイリターン
	ローリスク ローリターン	ローリスク ハイリターン
		リターン →

図31

外科医
ハイリスク・ローリターン → ハイリスク・ハイリターン
↓
ローリスク・ローリターン　ローリスク・ハイリターン
縦軸：リスク　横軸：リターン

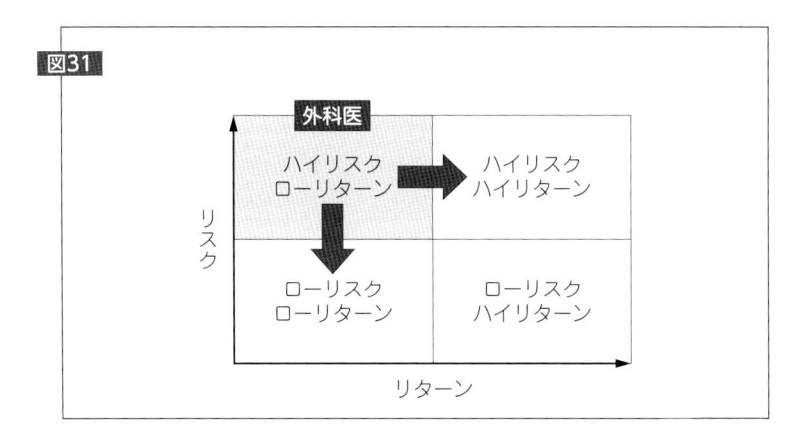

　それでは、ハイリスク・ローリターンを解消するにはどうしたら良いであろうか？

　答えはシンプルである。リスクを下げるか、リターンを上げるかである（図 31）。もちろん、両方実現できればもっとよい。

　ハイリスクをローリスクにするには、まずは労働環境の改善であろう。それには、医療クラークの導入による、書類書きなど手術以外の業務の軽減、労力の分散化、当直業務明けや土日の休日取得などが即効性ある方法だろう。

　一方、ローリターンをハイリターンにするにはどうしたらよいであろうか？　有形と無形に分けて述べる。

　有形なハイリターンは、何といっても給料アップであろう。何も、他科の医師より固定給を上げてくれと言っているわけではない。病院管理者は、手術の延長や、術後管理、夜間の緊急呼び出し・手術、脳死ドナーの臓器摘出など、正当な時間外労働に対して、きちんと対価（時間外手当）を支払うべきではないだろうか？

　この意見は間違っているであろうか？　私は、全く間違っていないと思う。

外科医は誰も残業代がほしくて残業や時間外労働をしているわけではない。やむを得ず、また、外科医の使命感から時間外労働をしているのである。

　時間外労働が少なく給料が安いA科と、時間外労働が多いが給料も多いB科があるとしよう。医学生もしくは研修医はどちらを選ぶであろうか？　給料は安くても、自分の時間を多くとりたい人はA科を選ぶであろうし、時間外労働が多くても、その分給料が多い方がよいと思う人はB科を選ぶであろう。どちらも正しい考え方であると思う。個人の価値観によるだろう。

　しかし、今の日本は、時間外労働が少なく給料が普通のA科と、時間外労働が多いが給料が普通のB科の選択を提示しているのである。これでは、個人の価値観以前の問題である。どうして、この不均衡を是正しようとしないのだろうか？　早急に是正していただきたい。

　このまま是正できなければ外科医が減少し、癌患者や救急患者、移植患者が手術を受けることができなくなってしまう。政府は"倍返し"されないよう、真剣に対策を考えるべきである。

　無形なハイリターンは、**外科の魅力向上**であろう。

　外科の魅力といえば、薬ではなく手術（自分の手）で患者さんを治すことができるという素晴らしさ、外科医生活の楽しさ、やり甲斐、かっこ良さなどであろうか？

　これには、我々先輩外科医が見本となるよう、ますます頑張らなければならない。

P. F. Drucker's management principle applying at medical scene

もし大学病院の外科医がビジネス書を読んだら

「楽しく仕事したい」に対する イノベーション

70 仕事や人生が楽しくなる"深イイ話"

　ワーク・ライフ・バランスの章で述べたが、仕事がうまくいけば、人生も楽しい。起きている時間の半分以上を占める仕事が楽しくなれば、人生は楽しいものになる。
　それでは、どうしたら楽しく仕事ができるであろうか？
　そこで、仕事や人生が楽しくなる"深イイ話"として、偉人の言葉や私の考えを元に、①から⑧のパーツに分け、紹介する。
　①仕事の取り組み方に関する"深イイ話"
　②好きな仕事ができる"深イイ話"
　③もっと仕事が好きになる"深イイ話"
　④成功するための"深イイ話"
　⑤リーダーに必要な"深イイ話"
　⑥明るく楽しく生きるための"深イイ話"
　⑦仕事で失敗した時の"深イイ話"
　⑧清々しく生きるための"深イイ話"
　の8つである。

71 ① 仕事の取り組み方に関する"深イイ話"

　まずは、阪急東宝グループ（現阪急阪神東宝グループ）の創業者である小林一三氏（1873-1957）の言葉である。

　簡単に小林氏のことを紹介すると、鉄道経営のビジネスモデルを作り上げた人物である。電車の乗客、すなわち顧客を増やすにはどうしたらよいか、彼は考えた。沿線の宅地開発を行い人口が増加すれば、乗客は増える。起点となる駅や沿線にデパートや学校、温泉、遊園地、宝塚歌劇団などのレジャー施設を作れば、乗客が増える。このように様々なアイデアで、顧客を創造していった立身伝中の人物である。その業績が買われ、商工大臣や国務大臣まで務められた。

　彼はこう言ったそうである。

「下足番を命じられたら、日本一の下足番になってみろ。
そうしたら、誰も君を下足番にしておかぬ。」

　何と、"深イイ話"ではないだろうか？

　下足番にとって、お客さんが帰る時に下足を用意するのは最低限の作業である。それだけにとどまらず、タイミング良く下足を用意するとか、下足を磨いておくとか、修理しておくとか、靴べらを用意しておくとか、木下籐吉郎（豊臣秀吉）のように主人（織田信長）の草履を懐に入れて暖めておくとか、様々な工夫をするのである。

**　そういう工夫ができる人物を、周囲の人はちゃんと見て、評価し、登用するものである。**

　はなはだ僭越ではあるが、これは第17項で私の仕事におけるポリシーとして紹介した「与えられたポジションでベストを尽くす」と相通じるものがあると思う。

「楽しく仕事したい」に対するイノベーション

72　① 仕事の取り組み方に関する"深イイ話"
「アリ、トンボ、人間になれ」丹羽宇一郎氏

　元伊藤忠商事取締役会長で、民間からは異例の中国大使を務められた丹羽宇一郎氏の言葉を紹介する。(『負けてたまるか！　若者のための仕事論』丹羽宇一郎著（朝日新書))

　丹羽氏は、社会人になってからの時期を3つに分け、各々の時期について、こう問いかけ、その意味をこう説明している。

最初の 10 年間「君はアリになれるか？」

　入社して 30 代前半までの 10 年間は、アリのように泥まみれになって這いつくばるように、必死に力を出し切るまで働きなさい。若い時期に人生を切り開くために必要な仕事の基本を体に覚えさせなさい。

次の 10 年間「君はトンボになれるか？」

　自分が関わっている仕事について、日本一、いや世界一になるつもりで徹底的に勉強し、トンボのように複眼的な広い視野で、物事を見る習慣をつけなさい。

その次の 10 年間「君は人間になれるか？」

　人間としての「心」を育てていきなさい。上に立つ人間ほど、温かい血の通った人間になりなさい。

　そして、こう締めくくっている。

「人は、仕事で磨かれ、読書で磨かれ、人で磨かれる。」

　きわめて含蓄のある言葉である。

73　① 仕事の取り組み方に関する"深イイ話"
「仕事に追われるのではなく、仕事を追っかけろ！」海道

　「与えられたポジションでベストを尽くす」以外に、私が若い頃か

ら実践してきた3つの基本姿勢を紹介する。
1．Positive
2．Honest
3．Quick response
である。

1．Positive: どんなことがあっても、どんな状況にあっても前向きに考えるようにしてきた。根アカ思考である。仕事も自ら積極的に取り組んでいこうと思った。また、つらいことや落ち込むことがあっても、翌朝には忘れるようにした。次の日まで持ち越しても、損である。何も良いことはない。

2．Honest: 常に正直であろう、誠実であろうと努めてきた。知らないことは知らない、わからないことはわからないと正直に言おう。嘘はつかない。人間関係においても、誠実に対応しよう。誠実な人間は、臨床でも研究でも誠実、不誠実な人間は臨床でも研究でも不誠実であると思う。つまり、性格は、時と場合で変えることができない、変わらないのである。出てしまうのである。私は、決して聖人君子ではないが、臨床も研究も誠実に向き合ってきたつもりであるし、上司の前でも後輩や研修医の前でも態度は変わらない（と自分では思っている）。私の上司の上本教授はいつも腰が低く、相手によって態度が変わったのを見たことがない。いつも間近で見習わせて頂いている。

3．Quick response: ここ10年で急速にメールによる連絡手段が発達した。メールは、即時性があるし、記録に残るし、安価だし、きわめて便利な通信手段である。それ故、1日に院内外から何十通というメールが届く。返信が必要なメールとそうでな

いメールに瞬時に選別する必要がある。返信が必要なメールは、じっくり考えなければ返答できないものを除き、読んだらすぐに返答すべきである。メールの送り主にとって最も嬉しいことは、素早い返答である。後で返答しようとしておくと、忘れてしまうことがある。また、仕事の積み残しにもなる。何でも素早く処理することで、仕事もどんどんこなせるのである。

　さらに、上司から仕事を頼まれた時も、この原則を守るべきである。もし、上司から1週間以内に仕上げてほしいと頼まれたら、遅くとも3日以内に完成して提出する。3日以内と言われたら翌日中、明日までにと言われたら今日中、できれば2、3時間以内に仕上げて提出するのである。

　上司に、あの仕事どうなったかな？　と聞かれるようでは、部下失格である。**上司にとって嬉しい部下は、頼んだ仕事を、正確かつ迅速に完成してくれる部下である。**

　私は、大学院卒業と同時に研究室を立ち上げた。したがって、上司はいなかった。誰も自分に「いついつまでにこの仕事をやっておくように！」と命ずる人はいなかった。だからこそ、実験や学会抄録の提出、論文作成のデッドラインを自分で設定し、こなしていく必要があった。

　その後、助手になってからも、大津市民病院に赴任してからも、京都大学肝胆膵移植外科に帰学してからも、自分でデッドラインを設定しては、こなしていった。子供の頃から、人に指示されるより、自分でスケジュール管理して自由にやりたかった私には、この方法が合っていた。

　仕事をさくさくこなすコツは、「**仕事に追われるのではなく、仕事を追っかける**」である。そして仕事を追っかけて捻出した時間を、自分の趣味ややりたい事、次の仕事に使えばよいのである。こうすると人より濃密な人生が送れると思う。

74 ② 好きな仕事ができる"深イイ話"

京セラ創業者の稲盛和夫氏の名言を紹介する。

「人生を極めるには好きな仕事をするべきだ。
しかし、好きな仕事はなかなか選ぶことができない。
だから、与えられた仕事を好きになれ！
これなら、誰でも好きな仕事に巡り会える。」

どうだろうか？

嫌だ嫌だと思いながら仕事をして、生産性が上がるだろうか？　新たな、前向きな発想が湧くであろうか？　楽しく仕事できるであろうか？

すべて、Noである。

最初は嫌だと思っても、好きになるように自分を仕向けるのである。そうすると、自主的にその仕事に取り組むことができ、楽しくなるのである。

私も最初は肝移植が好きではなかった。肝移植の対象疾患は、肝炎ウイルスによる肝硬変や肝細胞癌、原発性胆汁性肝硬変、原発性硬化性胆管炎、種々の代謝性疾患、胆道閉鎖症、急性肝不全など、多岐に及ぶ。

しかし、外科医にとって卑近な疾患は、肝細胞癌とせいぜい肝炎ウイルスによる肝硬変までであった。それ以外は経験したことのない内科的疾患ばかりであった。

また、外来診察も独特で、肝臓の血流を測定するエコー検査や、免疫抑制剤の投与量調節、拒絶反応や胆管合併症の早期診断など、それまでの外科医生活では経験したことがないものばかりであった。正直言って大変だな、と思っていた。

しかし、稲盛氏の言葉にあるように、嫌だ嫌だと思っていても楽

しくないし、生産性が上がらないのである。40代半ばで初めて経験した肝移植を好きになるように自分を仕向けたことで、その後は肝移植に対して積極的に取り組むことができた。

　私は、この"深イイ言葉"を講演の度に紹介している。

75　③ もっと仕事が好きになる"深イイ話"

　　第54項でも紹介した稲盛和夫氏の名言である。
「好きになればどんな苦労もできる。
できるから上達する。
上達するからほめられる。
ほめられるから自信がつき、またやる。
こうして良いサイクルで回っていく。」
　これは、皆、心当たりがあるであろう。
　特に仕事においてほめられると嬉しいものである。
　ましてや、**上司からのほめ言葉は魔法の薬**である。
　仕事でも、手術でも、発表でも、若い人が頑張った時は、ぜひほめてあげてほしい。
　日本人はほめるのが下手な民族である。
　54項「認めて、任せて、ほめる、そして感謝する」でも述べたが、この点は、ラテン民族を見習って、陽気に「すごいね！」「上手だね！」「綺麗だね！」…と、ほめることを習慣にしよう！

76　④ 成功するための"深イイ話"

　まずは、稲盛和夫氏の名言である。

「世の中に失敗というものはない。
チャレンジしているうちは失敗はない。
あきらめた時が失敗である。」
続いて、松下幸之助氏の名言である。
「成功する秘訣は
成功するまであきらめないことである。」
お二人とも、異口同音に同じことを言っておられる。
成功を前にして、途中であきらめてしまうから失敗するのである。

さらに松下氏の言葉である。
「素直な心（＝私心なく曇りのない心）は、仕事において、
人生において、最高の成功の鍵である。」
経営の神様といわれ、利潤を追求するべき企業のトップがこのように素直な心を最高の成功の鍵といっているのである。
いや、それだからこそ、一代で世界的な企業を作り得たといえよう。

さらにこう言っている。
「誰でもそうやけど、反省する人はきっと成功するな。
本当に正しく反省する。そうすると次に何をすべきか、
何をしたらいかんかということがきちんとわかるからな。
それで成長していくわけや、人間として。」
失敗した場合は、言い訳せずに、どうして失敗したのか、正しく原因を分析し、正しく反省するのである。そして、次に生かすのである。

「人を使うには、ほめて使う、叱って使う、
批判して使うなどいろいろあるが、

ほめて使う人が概して成功しているなぁ。」
第 54 項でも述べたように、松下氏も、ほめることの大事さを説いている。

77 ⑤ リーダーに必要な"深イイ話"

松下幸之助氏の名言である。
「経営者にとって大事なことは、何といっても人柄やな。
結局これにつきると言っても、構わんほどや！
まず、暖かい心というか、思いやりの心を
持っておるかどうかということやね。」
前項でも紹介したが、松下氏は、暖かい心、思いやりの心の重要性を説いている。人間性が大事なのである。

「仕事をする、経営をする時に、何が一番大事かといえば、
その仕事を進める人、その経営者の熱意やね。
溢れるような情熱、熱意。
そういうものをまずその人が
持っておるかどうかということや。
熱意があれば知恵が生まれてくる。」
大事なのは、熱意、パッションなのである。

78 ⑥ 明るく楽しく生きるための"深イイ話"

松下幸之助氏の名言である。
「人の長所が多く目につく人は、幸せである。」

人間は、人の短所や欠点はすぐ目につくが、長所はなかなか目につかないし、見つけようとしない。
　人の長所を見つけるためには、自分の心の持ち方を変えないと見つけることができない。すなわち、素直な気持ちで、先入観なく、人と接しなければ見つけられない。きっと、その時のあなたの表情は、柔らかく暖かな表情をしているのではないだろうか？
　そして、長所が目についたら、口に出してほめるのである。
　私も、この言葉と出会ってから、嫌いな人がゼロとは言わないが、ほとんどいなくなった。**私が許せない人は、不誠実な人、自分では汗をかかずに人を利用する人、部下を大切にしない人である。**

　今度は、再び稲盛氏の言葉である。
「遊ぶことを忘れないで、いつも心を若く保ちましょう！
常に明るさを失わず努力する人には、神はちゃんと未来を
準備してくれます。」
　体力は年齢を経るに従い、必ず衰える。しかし、心は、まさに自分の心の持ちようで若く保てるのである。その秘訣は、明るさであろうし、前向きに努力しようとする気持ちであろう。

　ドラッカーの言葉を紹介する。
「寝床につくときに、翌朝起きることを楽しみにしている人間は
幸福である。」
　子供の頃、遠足や修学旅行、家族旅行の前日はウキウキして、次の朝起きることが楽しみだった。大人になってからは、遠足や修学旅行はなく、せいぜい旅行前ぐらいであろうか？　是非とも翌日の仕事や手術を楽しく思い浮かべながら、朝起きることを楽しみにしたいものである。そのような日々を送ることができる人は、間違いなく幸せであろう。

「楽しく仕事したい」に対するイノベーション

79 ⑦ 仕事で失敗した時の"深イイ話"
仰木彬監督

　私が大好きなプロ野球監督に、故仰木彬監督がいる。今でも財布の中に、仰木監督のオリックス・バファローズ初代監督就任記者会見の図書カードを入れて持ち歩いているぐらいの大ファンである。

　仰木さんは、高倉 健さんの母校である福岡県の東筑高校出身で、西鉄ライオンズに入団し、二塁手として活躍した。引退後は当時の監督であった三原 脩氏に指導者としての素質を見いだされ、近鉄バファローズのコーチを長らく務めた後、52歳で近鉄バファローズの監督になった。

　当時は、「人気のセ、実力のパ」と言われ、パリーグは人気がなかった。そこで、自らパリーグの広報部長を買って出て、パリーグのために尽力された。

　選手の個性を重視する監督で、ドラフト史上最多の8球団が1位指名した野茂英雄氏の交渉権を獲得した。野茂の特徴であるトルネード投法に対しては、本人の意志を尊重してフォームをいじらなかった。

　また、オリックスの監督に就任してからは、二軍にいたイチローの才能をいち早く見抜き、一軍に抜擢し、大活躍させた。当時、大リーグに挑戦した選手は、野茂を始め、長谷川滋利、イチロー、吉井理人、田口 壮など、ほとんどが仰木さんの教え子であった。選手の個性を尊重し才能を伸ばすことに長けていた名監督であった。

　また、非常にダンディーな方で、女性にも大層もてたそうである。

　そんな仰木監督率いる近鉄バファローズの名勝負といえば、10.19である。

　私が、公立豊岡病院に赴任した年の1988年10月19日、西武ライオンズと激しい優勝争いを演じ、連勝すれば優勝が決まるダブル

ヘッダー（近鉄 vs ロッテ）のことである。野球ファンの関心が高く、急遽、当時久米 宏さんがキャスターをしていた「ニュースステーション」で生中継されたくらいである。

第一試合に勝ち、第二試合で4-3とリードした8回裏、エース阿波野が、第一試合に引き続き抑えで登板した。しかし、ロッテの高沢選手に同点ホームランを打たれ、延長の末、引き分けになり優勝を逃してしまった。

その責任を感じてシーズンオフに落ち込んでいた阿波野投手に対して、仰木さんが言った言葉である。

「阿波野、人生は勝ったり負けたりや！
でもな、負けたり負けたりにはなるなよ！」

私は、この言葉を見る度に、目頭が熱くなる。

この言葉を受けて、阿波野は翌年、大活躍し、見事近鉄を9年ぶりのリーグ優勝に導いた。負けたり負けたりにはならなかったのである。

正しく反省し、次、勝てばよいのである。

80 ⑦ 仕事で失敗した時の"深イイ話"
松下幸之助氏

松下幸之助氏の言葉を紹介する。
仕事で失敗したり、困難に直面した部下にかけた言葉である。

「君、心配せんでいい。
それより、志をなくしたらあかんで。」

仕事で失敗した時、上司にこのような言葉をかけてもらったら、部下はどんなに心が楽になることだろう！

失敗を責めるのではなく、それによって志をなくすことの方を責めたのである。

「楽しく仕事したい」に対するイノベーション

また、有名な言葉に、
「**こけたら、立ちなはれ**」
がある。
　失敗してもよい。すぐに立ち上がって、また頑張ったらよいのである。
さらに、
「**事がうまくいった時は、運が良かったと考え**
　うまくいかなかった時には、運がなかったと思わず
　腕がなかったと考えたい。
　そうすれば、自分の力を上げざるを得ない。」
頭が下がる言葉である。
　我々凡人は、事がうまくいった時は自分の実力で、うまくいかなかった時は、運がなかったと思うものである。それを、松下氏は全く逆の思考法で、成功した時も有頂天となることを戒め、常に自分の実力を向上させるように仕向けたのである。
　この言葉を、今後の人生においても、深く肝に銘じて生きていきたい。

81　⑦ 仕事で失敗した時の"深イイ話"　海道

　第52項「当科肝移植術者の2大原則」で、最初から最後まで完遂できた時の成功体験が大事だと述べた。
　仕事においても、学会発表においても、成功体験は人を大きく成長させる。
　しかし、私はこう思う。
「**手術でも、仕事でも、人生でも**
　成功体験は80％ぐらいで、

失敗体験が20％ぐらいあったほうがよい。
失敗から学んで、次に生かせばよい。」

つまり、成功体験ばかりしていては、いざ失敗した時の対処法がわからないのである。失敗からしか学べないもの、失敗した人にしかわからないものがあると思う。失敗学という学問もあるくらいである。

人生も然りである。失敗知らずで順調に歩んできた人に、弱者や失敗した人の気持ちが理解できるであろうか？

失敗経験は、人を優しくする、暖かくする、大きくするのである。
失敗から学んで、次に成功すればよいのである。

82 ⑧ 清々しく生きるための"深イイ話" 3 No's 海道

私はいつの頃からか、次の3つのNoを心がけてきた。

清々しく、男らしく生きるための（女性の方でももちろん覚えて下さい！）、"深イイ言葉"である。

1．No excuse
2．No busy
3．No complaint

1．No excuse（言い訳をするな！）：かくいう私も、子供の頃は、よく言い訳をする子供だった。兄弟げんかをして、親に叱られたとき、「だって〜」と言い訳していた記憶がある。でも、これは見苦しい。だからやめた。

どんな些細なことでも、自分に非があると思ったら、まず謝るのである。例えば、待ち合わせに遅れた場合、理由の如何を問わず、遅れたことに対し詫びる。よく、「道が混んでいて」と

か「電車の1本乗り遅れて」とか「バタバタしていて」とか言い訳をするのを聞くが、待っていた方にすれば、「そんなの関係ねい！」である。遅れたことが悪いのであって、まず謝るべきである。その後、正当な理由があれば主張してもよい。

2. No busy（忙しいと言うな！）: よく忙しい、忙しい、という人を見かけるが、社会人になれば、誰でも大なり小なり忙しいのである。そんなことを言う暇があれば、仕事したらよいのである。

 本当に"忙しい"人は、寸暇を惜しんで、黙々と仕事をするものである。それでも、人から挨拶代わりに、「忙しいでしょう？」とか「忙しい？」と聞かれる。この時、「別に忙しくないよ」と言ってしまっては、話の腰を折ってしまう。そういう時は、「忙しいかも知れませんが、楽しく仕事をしています。」と答えるようにしている。

 「急ぎの仕事は忙しい人に頼め！」という、逆説的な言い方がある。しかし、これは真理である。

 仕事を多く抱えている人は、それぞれの仕事を素早く効率的にこなしていかないと、次の仕事をさばけない。一方、仕事があまりない人は、時間はあるが仕事を効率的にこなす方法を知らないので仕事のスピードが遅い。結局「忙しい人」に頼んだ方が、早く仕事を仕上げてくれるのである。

3. No complaint（愚痴を言うな！）: 愚痴をしつこく言うのは、男らしくない。また、愚痴をこぼして嬉しいのは自分だけで、聞く方はあまり楽しいものではないし、非生産的である。

 結局、これら3つの言葉、excuse、busy、complaint は、すべて negative word なのである。

一度、だまされたと思って、この3つのNoを実践してみませんか？ 1週間でも実践できれば、自分でも変化を実感できると思うし、周囲の人からの見方も変わると思います！

83 コストゼロで、即効性があり、明るくなる魔法

お金がかからず、今日からすぐ実行でき、病院や会社が明るくなり、従業員が元気で清々しい気持ちになる、こんな素晴らしい魔法がある。

それは、**挨拶と感謝**である。

病院では、泥棒以外は、医師もコメディカルも、患者さんも、掃除のおばさんも、全て病院関係者である。したがって、知らない人でも、朝会ったら「**おはようございます**」、帰る時は「**お疲れ様でした**」と声をかければよいのである。

それも、小声ではなく、大きな声で挨拶するのである。すると、たとえ嫌なことがあっても、元気な気持ちになる。

また、何かしてもらったら、「**ありがとう**」である。声に出すだけで、相手も嬉しいものである。

病院や会社に限らない。家でも実行したら、明るくなる。

私は、朝起きたら大きな声で「**おはよう！**」、家に帰ったら大きな声で「**ただいま！**」と、家族の誰よりも大きな声で挨拶している。子供よりも大きな声である。

何を今さら、といった感じだが、意外に挨拶と感謝をきちんと実行できている組織は少ないと思う。

これも、一度だまされたと思って、まず組織で家で一週間実践してみてはいかがでしょうか？

「楽しく仕事したい」に対するイノベーション

84 川は低きに流れ、人は易きに流れる

　当たり前であるが、川は高い所から、低い所に流れる。

　これまた当たり前であるが、人間はしんどい方から、楽な方に流れる。

　車やゴルフや釣り、旅行などの趣味や遊びは楽しいので、いくらでも時間を割ける。

　だが、趣味はあくまでも趣味であり、遊びはあくまでも遊びである。趣味が高じて仕事になれば別だが、通常は仕事の息抜きである。決しておぼれてはならない。

　今、楽をしたら、将来、真の意味での楽しさ、社会人としての知的楽しさは享受できないのである。

　したがって、私は若い人にこう言っている。

　「今の頑張りは、今のためではない。今の５年間の努力は、次の５年間にさらに大きな仕事に携われ、より高いレベルで頑張れるための必要条件である！」

　業績というものは一朝一夕にできるものではない。コツコツと学会発表や論文作成を毎年毎年続けていくことによって、初めて後ろを振り返ると業績という道ができているのである。

　そのスパンとして、私は２年や３年では短いと考える。**決して楽ではないことを、５年続けることができて初めて本物**だと思う。

　そのような人にのみ昇進の機会があり、さらに高いレベルで頑張り甲斐のある仕事が待ち受けていると思うのである。

　くり返すが、**汗をかいた人が報われる**、そんな当たり前な社会であってほしい。

85 | マネジメントの基本は真摯さである

ドラッカーはこう言っている。
「人のマネジメントに関わる能力は、学ぶことができる。
だがそれだけでは十分ではない。
根本的な資質が必要である。
真摯さである。」
いろんなセミナーに出席したり本を読んだりして、マネジメントのスキルは学ぶことができる。しかし、それを実践するためには、真摯さ、すなわち、**正直であり、高いモラルを行動原理に持ち、信念がブレないこと**が必要だと言っている。
それでは、真摯さはどうして学べるか？
私は、真摯さは先天的な能力と考えている。
やはり、**大事なのは人間性**なのである。

さらに、ドラッカーはこう言っている。
「変化をマネジメントする最善の方法は、
自ら変化を作り出すことである。」
人の後追いではなく、自ら良い方向に変化を作り出すことが大事である。
自ら変化を作り出せば、能動的に仕事に取り組め、仕事が楽しくなるのである。

86 「Passion を持つ人のみが世界を変えられる」 スティーブ・ジョブズ

最後に、Steve Jobs の言葉を紹介する。

彼の業績については、今さら説明不要であろう。彼は世界を変えたという意味でノーベル賞級の多くの仕事をした。

ここで、彼のラストネームを見てほしい。

Jobs ＝ Job の複数形＝多くの仕事

である。

そう、彼は生まれながら多くの仕事をする運命だったのである。

ただ、正確に言うと、彼は生後まもなく養子に出されて Jobs 姓となったので、そういう運命に導かれたという方が正しいのかも知れない。

彼はこう言っている。

"People with Passion can Change the World"

確かに彼は、iMac、iPod、iPhone、iPad などなど、多くの製品を世に出し、世界を変えた。世界中の人に便利さを与えた。私も昨年 11 月に iPhone 5 を買い、外出先でもメールを見たり、種々の検索をしたり、大変便利になった。

一方、我々は Jobs のように世界を変えることはできないであろう。

しかし、誰でも自分の周りの小さな世界、例えば私なら、肝移植の栄養療法とか外科医のワーク・ライフ・バランス、外科医教育などなら、変えられるかも知れない。

私は、今後も passion を持って、真摯な気持ちで、私の周りの世界を、よりよい方向に変えていきたいと思っている。

あとがき

　2013年7月南国宮崎で開催された第68回日本消化器外科学会で、ランチョンセミナーの機会をいただいた。

　人気映画シリーズの「トイ・ストーリー」や「ダイハード」、「男はつらいよ」や「釣りバカ日誌」じゃあるまいし、これまで、ランチョンセミナーのタイトルに2とか3とかついたものはなかった。

　しかし、これまでにないからこそ、誰もやったことがないからこそ、面白いのでは？　と思って、2012年4月の第112回日本外科学会で「もし大学病院の外科医がドラッカーの『マネジメント』を読んだら2」のタイトルで、初めて連続もののランチョンセミナーを行った。

　続く2012年11月の第74回日本臨床外科学会ランチョンセミナーで「**もし大学病院の外科医がドラッカーの『マネジメント』を読んだら3**」のタイトルでお話して以降、講演を聴けなかったから、とか、もう1回聴きたい、何回でも聴きたい、と言って下さる声を少なからずいただいた。そこで、アンコールにお答えして、「**もし大学病院の外科医がドラッカーの『マネジメント』を読んだら4**」というタイトルにした。

　ありがたいことに、8時に整理券配布が開始され、当日16セミナーあった中では最も早く8時35分には売り切れとなった。私にセミナーを依頼してくれた企業の方も喜んでくれた。演者にとっても、ランチョンセミナーの協賛企業にとっても、会場がガラガラであることほど淋しいことはない。まずは、企業の方に恩返しができた。

　ランチョンセミナーの座長は、企業が指定する場合と、演者が指

名できる場合と両方ある。今回は、後者であった。

　どなたに座長をお願いしようか？　迷った。

　私の講演では、上本教授の話が再三出てくるため、本人の前では話しづらいと思って、これまで他大学または他科の先生に座長をお願いしてきた。

　しかし、私が楽しく仕事ができ、素晴らしい仲間に囲まれて仕事でき、講演や発表の機会をいただけるのも、すべて上本教授のお陰である。

　そこで、感謝の気持ちを込め、今回、上本教授に座長をお願いし、講演を楽しんでいただいた。上本教授にもささやかながら恩返しができた。

　内容は、新たなデータや、2014年4月、上本教授が会頭となって開催する第114回日本外科学会の紹介、本書で紹介したような"深いい話"などを盛り込んだ。私のランチョンセミナーを選んでいただいたみなさんに喜んでいただいた。朝早くから並んで、チケットを取っていただいた皆様にも恩返しができた。

　私の職業は外科医である。医師としての喜びはただ一つ、患者さんの病気を治して、喜んでいただけることである。そのためには、しっかり準備をして手術に臨まなければならない。

　講演も然りである。私は、講演直前まで、聴いていただける方に喜んでいただけるよう、推敲に推敲を重ねて退屈しないような工夫をし、時間配分を把握し、時間オーバーにならないようにシミュレーションする。

　最近、外科系の人気月刊誌である「消化器外科」（へるす出版）の編集部から学会発表の心得を書かないかとのお話をいただき、2013年6月号から、「外科医の外科医による外科医のための学会発表12ヶ条」というタイトルで、連載を書き始めた。学会発表は、外科医に限らず、医師、研究者にとって必須の行為である。そこで、少

しでも若手医師の参考になるよう、発表テーマ選定のコツや抄録作成方法、スライド作成のコツ、本番での発表の方法など、わかりやすく書いていく予定である。ただ、タイトルとは裏腹に「外科医以外にもためになる、外科医らしくない」内容にした。タイトルからおわかりのように、全12回の予定である。これも、読者の方、編集部の方に喜んでいただけるよう、毎月毎月、推敲に推敲を重ね、書いている。2013年10月号で第5条まで出版されたが、幸い、連載を読んでいただいた方から、「面白かった」「ためになった」「今、うちの医局で話題になっています」などの感想をいただいている。ありがたいことである。まだ連載途中ではあるが、私に連載の機会を与えていただいた編集部の方に恩返しができたと思う。

　さらに、この春、有給休暇を取って、田舎で一人暮らしをしている82歳の母と親子2人でヨーロッパ旅行に行った。私はヨーロッパには何度も行っているが、母は40歳頃に一度行ったきりである。そこで、これまであまり親孝行できていなかったので、母が元気なうちに、と思って、私がツアーコンダクターになって、飛行機、電車、ホテルなどを予約し、ヨーロッパ旅行を企画した。私は、国内、海外を問わず、学会出張の際は旅行社を使わず、すべてインターネットを見て自分でアレンジする。これが、私の趣味であり、気分転換である。

　伊丹から成田経由でJALの新型機に乗って（というか選んで）ロンドンに行った。翌日、ロンドンからユーロスターに乗ってドーバー海峡をトンネルで渡り、フランスに入った。パリでは、凱旋門に登り、シャンゼリゼ通りを歩き、セーヌ川クルーズをした。翌日は、TGVでジュネーブに行き、モントルーからゴールデンパスラインというスイスらしい景色を眺めることができる列車に乗った。翌朝、湖畔のホテルから雪を頂いたユングフラウヨッホを見て、一路海上都市、ベニスに向かった。ベニスでは、ヴェポレットとよばれる水上

バスで観光後、1泊し、フィレンツェに移動した。日中はフィレンツェの街を案内し、夜は何度食べても美味しいフィオレンティーナというステーキを食べた。最終日は、ピサの斜塔を見て、ロンドン経由で帰国した。飛行機は、JALのマイルを使った。帰りは夜にロンドンを出発するため、母にぐっすり休んでもらえるよう母はファーストクラス、私はエコノミークラスで帰って来た。キャビンアテンダントの方に母のことを頼んだ。それでも心配になって、夜中に見に行った。私の気配を察して目を覚ましたが、とてもうれしそうだった。帰国して、旅行中に撮った200枚以上の写真をプリントし、母に渡した。母は、旅行中も、帰国後も、大層喜んでくれた。今も時々旅行中の写真を眺めているらしい。これからも親孝行をして母を喜ばせたい。

　結局、私は、人に喜んでもらうことが、人一倍好きなのかも知れない。そのためには、どんな苦労もできるし、苦と思わない。

　50歳の節目を迎えた今年、こうして本を書く機会をいただいたのも、何かの縁かも知れない。十分とは言えないが、私の仕事や人生に対する考えをまとめることができた。読者の皆様に喜んでいただけるよう、本書も推敲に推敲を重ねた。

　「はじめに」にも書いたが、医師に限らず様々な職種の方に拙著を読んでいただき、少しでも皆様の人生や仕事において参考になることがあったとしたら、望外の喜びである。

　最後に、この企画をいただきました中外医学社の五月女謙一様、上本伸二教授はじめ京都大学肝胆膵移植外科の皆様、京大病院のコメディカルの皆様、そして私を仕事に専念させてくれ、「もしビジ」執筆を暖かく見守ってくれた家族に感謝して、筆をおきたい。

平成25年10月10日

海 道 利 実

著者略歴

海道利実（かいどう　としみ）

　京都大学肝胆膵移植外科・臓器移植医療部准教授。

　1963年福井県福井市生まれ。1981年福井県立藤島高等学校卒業。1987年京都大学医学部卒業後、京都大学外科学教室入局。1996年京都大学大学院医学研究科博士課程修了。1999年京都大学腫瘍外科助手、2001年大津市民病院外科医長、2007年京都大学肝胆膵移植外科・臓器移植医療部助教を経て、2009年10月より現職。

　主な受賞歴として第19回日本肝胆膵外科学会理事長賞、第20回日本肝胆膵外科学会会長賞、平成24年日本静脈経腸栄養学会フェローシップ賞、日本肝臓学会第15回AJINOMOTO Award最優秀研究賞など。

　肝胆膵・移植外科領域全般の臨床や研究の傍ら、チーム医療、外科医のワークライフバランス向上、若手外科医の教育に取り組んでいる。

　2013年6月より雑誌「消化器外科」（へるす出版）に、「外科医の外科医による外科医のための学会発表12ヶ条」のタイトルで、"外科医以外にもためになる外科医らしくない"話を好評連載中。

もし大学病院の外科医がビジネス書を読んだら
―仕事や人生が楽しくなる"深いい話"― ©

発　行	2013年11月 1日	1版1刷
	2013年12月20日	1版2刷
	2014年 5月 1日	1版3刷
	2018年 6月25日	1版4刷

著　者　海　道　利　実

発行者　株式会社　中外医学社

　　　　代表取締役　青　木　　　滋

〒162-0805　東京都新宿区矢来町62
電　　話　03-3268-2701(代)
振替口座　00190-1-98814番

印刷・製本／三報社印刷（株）　　　〈KS・SH〉
ISBN 978-4-498-04816-4　　　　　Printed in Japan

JCOPY <(社)出版者著作権管理機構 委託出版物>

本書の無断複写は著作権法上での例外を除き禁じられています．
複写される場合は，そのつど事前に，(社)出版者著作権管理機構
(電話 03-3513-6969, FAX 03-3513-6979, e-mail: info@jcopy.
or.jp) の許諾を得てください．